ほんとうに
危ない

スポーツ脳振盪《のうしんとう》

谷諭［著］

大修館書店

ほんとうに危ないスポーツ脳振盪　目次

はじめに
スポーツで頭を打つのがなぜ危険なのか？　009

□脳振盪の5つの症状　011
1　意識を失う
2　健忘、記憶障害
3　頭痛
4　めまいやふらつき
5　性格の変化、認知障害

□脳振盪の危険性を広めていく　015

第1章
スポーツにおける頭のケガと脳振盪　017

□授業・クラブ活動・レジャーでの脳振盪　018

□スポーツによる頭のケガの特徴　022

□スポーツでの頭のケガで危ないこと 028
□脳振盪を繰り返すことによって起こる症状 029
1 急性脳膨張
2 脳振盪後症候群
3 慢性外傷性脳症
□繰り返さないようなルールをつくる 032
□脳振盪の繰り返しで怖いのは慢性外傷性脳症 034
□止めてもプレーし続ける選手 035
□競技だけが人生ではない 037
□繰り返すと命が危険にさらされる 039

第2章 脳振盪の危険性&その見分け方 045

□脳振盪が危ない3つの理由 046

□頭が揺すられると脳はどうなるのか 048
□脳振盪の危険性の特徴 054
□脳振盪後も動けるときが危険 055
□意識障害を見分ける 058
□4パターンある意識障害の経過 060
□健忘を見分ける 062
□運動障害、感覚障害を見分ける 065

第3章 いろいろなスポーツで起きる脳振盪 071

□動き始めた各スポーツ団体 072
柔道
ラグビー
アメリカンフットボール
ボクシング

サッカー
野球
ウィンタースポーツ（スノーボード・スキー・アイスホッケー・フィギュアスケート）

第4章

脳振盪を起こしたときにすべきこと

121
□様子を見るより、すぐ病院へ 122
□搬送前に確認すること 123
□担架に乗せる方法 126
ログロール法1（選手が仰向けの場合）
ログロール法2（選手がうつぶせの場合）
リフトアンドスライド法
□CTスキャンよりMRIを 132
□脳振盪後のプレーへの復帰過程と復帰プログラム 135
□24時間は安静に 137

第5章

スポーツ指導者・スポーツをする子供の保護者が知っておくべきこと 141

□指導者や親がやっておくべきこと 142
1 現場責任者を決めておく
2 医療機関をあらかじめ決めておく
3 医療機関に連絡をとる
4 ケガ人の搬送手段を決めておく
□脳振盪になったらプレーさせない 147
□脳振盪の予防のために① ヘルメットやマウスガード 148
□脳振盪の予防のために② 体調不良のとき 152
□頭をケガしたときの10か条 154
□脳振盪の後遺症 158
□グレー状態ならプレーさせない 161

本書のまとめ——10の提言 163
1 頭をぶつけなくても、脳のケガはある
2 倒れた選手はすぐサイドラインへ
3 血が出た場合の処置
4 変な症状があったら脳振盪を疑う
5 意識消失・健忘があったら病院へ
6 打撲後は何度も頭痛や吐き気の確認をチェック
7 帰宅後24時間は、1人にしない
8 24時間は休み、症状がなくなってから段階的に復帰する
9 いつまでも頭痛が続くなら、もう一度頭の検査を
10 頭蓋内にケガを負ったら、競技復帰は原則禁止
おわりに——東京オリンピック・パラリンピックに向けて 172
参考文献・資料 175

はじめに
――スポーツで頭を打つのがなぜ危険なのか？

ラグビーや柔道で頭に衝撃を受ける、体操で高い所から落ちる、サッカーや野球、バスケットボールで勢いよくぶつかる、スキーやスノーボードで立ち木などに衝突する――。そのようなアクシデントで頭部にケガをすることを、頭部外傷といいます。

結果として頭の骨折や出血に至らない場合でも、衝撃によって脳が激しく揺さぶられると、脳の組織や血管が傷つく脳損傷や脳の活動に障害が出る脳振盪が起こります。

これまでスポーツ医学の世界では、頭のケガ、特に脳振盪に関してはブラックボックスのようなところがありました。それが近年、ようやく注目されるようになったのは、フィギュアスケートの羽生結弦《ゆづる》選手の転倒による脳振盪（2014年）、大リーグ（MLB）の青木宣親《のりちか》選手の死球とフェンスへの激突による脳振盪（2015年）などが大きく取り上げられたということもあるでしょう。

それ以前にも、たとえば全日本柔道連盟（全柔連）が20年ほど前に事故に関する調査をしてデータをとりました。すると学校教育現場では、100名以上が命を落とすような頭のケガをしていたことがわかりました。

結局、それは大きく社会に公表されることはなかったようです。現在と比べ、昔はスポーツでのケガなどネガティブアスペクトは、見て見ぬふりをする傾向にあったのです。

しかし現在は、広くリスクを開示し、当然ながら事故に対して真摯に向き合わなければいけないという流れができてきました。

『柔道事故』（内田良著　河出書房新社、2013年刊）によると、学校柔道では1983～2011年の29年間で118名の子供が命を落としていたことがわかりました。

スポーツでの事故は、誰も起こしたくて起こしているわけではありません。相手をノックアウトし脳振盪を起こさせて勝敗を決するボクシングのようなスポーツもありますが、それ以外のスポーツでの脳振盪はたまたま起きるわけです。

どんなに注意しても練習中や試合中に起きてしまう、予測不能な、ある意味「しようがないこと」なのです。ですから、脳振盪や脳損傷を予防することはとても難しいといえるでしょう。

脳振盪の5つの症状

「脳振盪」とは、頭部に対する直接的あるいは間接的な外力によって、脳機能が障害された状態をいうのですが、「脳振盪」といえば、単に「頭を打って気を失うことでしょう」と考えている人がたくさんいます（医師にもいます）。しかし、それだけでは「脳振盪」を正しく理解したことにはなりません。次のような5つの症状も含めて理解する必要があります。

1 意識を失う

多くの場合、意識を失う時間は短時間です。これはボクシングでノックアウトされているシーンを思えば理解できると思います。意識が戻って一見普通に見えても、脳の機能は次の衝撃に耐えられるほどには回復していないことが多いのです。

明らかな意識消失が起きているようだと、衝撃が強かったことが考えられ、急性硬膜下血腫（P.24）という恐ろしい頭蓋内の出血を同時に発生している可能性があります（すぐに専門医の診察を受けましょう）。

2 健忘、記憶障害

ケガ前後の記憶がはっきりしない、同じ質問を繰り返すなどの記憶障害は、脳振盪でよく見られる症状です。本人はそのあいだでも適切な行動やプレーなどをしている場合もあり、周囲の人も気がつかない場合があります。あとになって、「え、自分は何してたの？」みたいなことはよく聞く話です。

特に、ケガ以前の記憶がない逆行性健忘（P.63）の場合や、ケガのあとの記憶障害が1時間以上続く場合は、脳へのダメージが強かったことを意味します（意識消失があったときと同じような理由で診察を受けましょう）。

3　頭痛

頭を打撲したあとによく、ぶつけたところの頭皮や皮下組織の局所的な痛みが起きますが、これは単なる「打撲」です。脳振盪の症状としては、なんだか頭全体が痛かったり、重かったりするような頭痛が起きることが多いのです。もちろん、同時に頭蓋内に出血した場合も頭痛を起こします。

両者の識別は簡単ではありませんが、打撲した部位とは無関係に広がる、これまで経験したことのないような頭痛、そして吐き気が起きたりしているときは、頭蓋内出血の恐れがあります。軽傷（少量）の急性硬膜下出血（血腫）では、頭痛が唯一の症状ということがあるため、軽視しないでください。

4　めまいやふらつき

ぶつけた直後というよりも、むしろ少し時間をおいてから吐き気や嘔吐をともなうことも多々あります。症状が強い場合や長引くときには出血の可能性があるため、医療機関を受診してください。目がかすむ、物が二重に見える、耳鳴りがする、音が聞こえにくい、なんだか霧の中にいるようだ……という症状が続くことがあります。

ノックダウンしたボクサーなどはよく、立ち上がってもフラフラしていますが、そのようなバランス感覚の障害もとても多い症状です。

5 性格の変化、認知障害

脳振盪を受傷してからしばらくして、行動がいつもと違う、イライラしがち、興奮しやすい、混乱しているように見えるなど、家族が気がつくこともあるのですが、このような不思議な事態も脳振盪の症状なのです。「なんだか少しボケをかましているな……」みたいなこともよく見られる症状です。

たとえ意識がはっきりしていて、一見大丈夫そうに見えても、脳振盪を起こしていることがあるということです。

「頭を打って意識を失ったことは1回しかないけれど、頭を打ってから得体の知れない激しい頭痛を4、5回経験しています」という人は、やはり慎重にならざるをえません。このような方も、実は脳振盪を数回起こしていると考えたほうがいいわけです。

脳振盪の危険性を広めていく

スポーツ現場にいるスポーツドクターは、整形外科のなかでスポーツでのケガを専門とする医師がほとんどです。そのスポーツ整形をやっている先生たちは、本来は手足のケガのことが専門ですが、頭のケガについても非常によく勉強してくださっており、脳神経外科の若い医師より詳しいくらいです。

けれども、これから本書でお話しする脳振盪の症状や脳損傷の危険性について、よく理解していない「専門家」と言われる医師も多いのです。

ある国立大脳神経外科の教授などは「脳振盪の症状は意識喪失だけだと思っていました」と言っていたくらいです。脳神経外科の偉い先生でもそういう方がいるくらいですから、脳振盪に関する情報の裾野を広げる必要性を痛感しています。

現在、脳神経外科学会でも脳振盪の危険性に関して、たくさんの人にわかってもらえるよう、アナウンスに力を入れているところです。それは脳神経外科医師に対してもですが、スポーツ選手、そしてそのまわりのスポーツペアレンツ（スポーツをする子供をもつ親）、コーチ、トレーナー、そして学校教育現場の先生方、すべてのみなさんへのメッセージをつくっています。

ところで、実は私たちスポーツ医学の専門家のあいだでも、「脳しんとう」の「しん」の字が「振」なのか「震」なのか、明確になっていません。学会内で作成する用語集でも決めかねているくらいなのです。つまり、共通用語も決まっていないくらい流動的な分野ともいえるでしょう。

漢和辞典を調べると、「振」は「振るう」「振るわせる」と自動詞的な意味と他動詞的な意味の両方の使い方があります。一方「震」は、「震える」という自動詞的なものが主なようです。頭を打ったときに起きる他動的なものが脳振盪ですから（頭が揺すられる）、「振」のほうが適切かもしれないという話があります。私自身は特に固執していませんが、本書では「脳振盪」で統一していきます。

谷　諭

第1章

スポーツにおける頭のケガと脳振盪

授業・クラブ活動・レジャーでの脳振盪

スポーツの現場は、大きく分けて3つあります。学校教育現場、学校外でのクラブスポーツの現場、それからレジャーで楽しむ場合です。

学校では運動会、授業での体育がありますし、さらにはクラブ活動もあります。一方、学校外ではサッカーなど地元クラブチームや、野球では同様にリトルリーグが盛んですし、スノーボードやスキーなどは個人あるいはグループで、ゲレンデなどで誰かにアテンドされることなくレジャーとして自由に楽しんでいるわけです。

しかし、この3種類のスポーツ・シーンでの頭の事故をまとめて正確に把握するような手立てはありません。さらに具合の悪いことに、その3通りある「現場」で脳振盪が起きたとしても、病院に行かない人は多く、病院側のデータもあてになりません。「はじめに」で述べたような理由で、なかなかスポーツ現場における頭の事故の実態はわからなかったのですが、ようやくビッグデータを扱えるようになってきたのが、

2005年からです。日本スポーツ振興センターが、中学や高校の教育現場でのクラブ活動も含めた事故の統計をとったのです。

日本スポーツ振興センターでは、学校の管理下で児童生徒に起こった災害について、医療費、生涯見舞金及び死亡見舞金を支給する災害共済給付業務を行っています。義務教育諸学校でほぼ100%、高校では98%が加入しており、2005年から災害共済給付オンライン請求システムを導入し、全国の学校・設置者約7万5000か所とネットワークで結ばれています。

このシステムのおかげで、中学・高校の体育活動(保健体育の授業と運動部活動)で起きた頭頸部の外傷事例が把握できるようになりました。それによると、被災当初月の給付額が3万円以上の頭頸部の外傷事例は、2005〜2011年のあいだに4396件ありました(この4396件というのは、頭部及び頸部の負傷・疾病17万4000件の約2・5%に当たります)。

体育の授業で756件(17・2%)、運動部活動で3640件(82・8%)のケガがあり、そのなかで頭部は3492件(79・4%)、頸部904件(20・6%)という結果でした。つまり、とても怖い頭頸部外傷というくくりのなかでは、やはり頭部のケガよりも頭のケガが断然多いということになります。

脳振盪を起こし得る学校スポーツのなかで、頻度からするとラグビーや柔道がとても多く、体操などが続いています。また、競技人口が多くハイスピードで衝突する可能性のある野球、バスケットボールでも、数の上では多く見られています。死亡や重度の障害事故は、左ページ円グラフのような結果となりました。


学校現場ではそのような数値がようやく出てきたわけですが、レジャーとしてのスノーボードやスキーなどでの事故は把握できていません。

このようにデータの偏りが生じており、正確な頻度がはっきりわからないのが現状です。つまり、広く「スポーツの現場」で、命にかかわることもある脳振盪がどれくらい起こっているか、正確にわかっていないのです。

とはいえ、これらのスポーツで起きる脳損傷の3分の1が脳振盪で、それ以外に急性硬膜下血腫、急性硬膜外血腫、脳挫傷、慢性硬膜下血腫というケガがあります。

特に多いのが脳振盪と、致死率約40％という恐ろしい急性硬膜下血腫ですが、これも脳振盪と同様に、決して固いものに激突して起こるのではなく、頭部が急激に揺す

中学・高等学校での運動部活動における頭頸の死亡・重度の障害事故

競技別・学年別発生件数

	中1	中2	中3	高1	高2	高3	合計
柔道	13	7	4	17	3	5	49
ラグビー	0	0	0	3	13	9	25
体操	0	1	2	2	5	1	11
水泳	2	3	1	2	1	0	9
ボクシング	0	0	0	3	5	0	8
野球	0	0	0	1	1	2	4
バスケットボール	0	0	0	1	1	1	3
バレーボール	0	2	0	1	0	0	3
サッカー	0	0	0	1	1	1	3
その他	0	2	0	7	4	3	16
合計	15	15	7	38	34	22	131

競技別割合

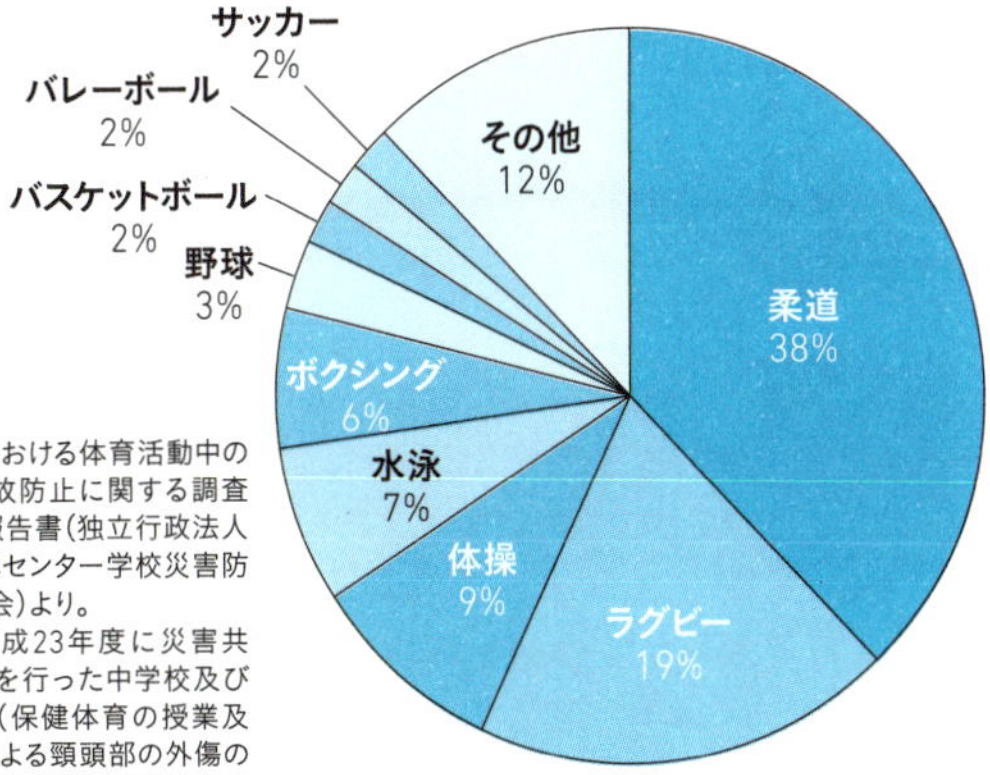

※「学校の管理下における体育活動中の事故の傾向と事故防止に関する調査研究」調査研究報告書(独立行政法人日本スポーツ振興センター学校災害防止調査研究委員会)より。

※平成17年から平成23年度に災害共済給付(医療費)を行った中学校及び高校の体育活動(保健体育の授業及び運動部活動)による頸頭部の外傷のうち、被災当初月給付額3万円以上の4396件のデータをもとに作成。

＊簡素化のためN＜3の競技は省略してある

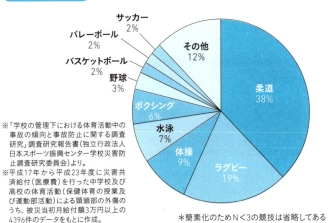

競技別脳振盪数

競技名	脳振盪数
サッカー	235
ラグビー	138
野球	123
柔道	79
バスケットボール	68
バレーボール	29
陸上競技	26
ソフトボール	22
剣道	20
ハンドボール	19
テニス	12
体操	10
相撲	4
自転車	4
水泳	3
卓球	2
スキー	2
バドミントン	1
ボクシング	1
その他	57

られるだけでも発生するのです。

スポーツによる頭のケガの特徴

頭の皮膚は血管が多いため、ケガをすると派手に出血しやすいのです。しかし、体のほかの部位に比べ髪の毛で覆われているため傷がわかりにくいなど、特殊といえます。

頭蓋骨は卵のように球形ですから衝撃が一点に集中しにくいので、よほど強い衝撃を受けない限り、中にある脳まで損傷をこうむることはなかなかありません。頭蓋骨が割れる（骨折する）ときは、お椀にヒビが入るように骨折を起こします。ただ、子供の場合は骨がやわらかいので、骨がボコッとへこむような「ピンポンボール骨折」「陥没骨折」を起こすことがあります。

頭の骨のケガは、基本的にはほかの体の部分と同じなのです。足の骨にヒビが入ると痛くて歩けませんが、それに比べて頭の骨にヒビが入ること自体はそんなに困ることはないので（足の骨折と違って頭で歩く人はいませんから）、むしろ、あまり気にならないのかもしれません。痛みも感じることは稀だと思います。痛みを感じるとしたら、私たちは脳腫瘍の手術などで頭蓋骨を大きく開いて行いますから、患者さんは術後、痛くて痛くてしようがないはずですが、実際はそんなことはありません。

問題なのは、頭の骨にヒビが入るくらいの衝撃、エネルギーが加わったときの脳の状態です。

たとえば、スキーで立ち木やフェンスにぶつかれば皮膚が切れ、トンカチかマサカリで叩かれたように頭蓋骨が割れ、脳に傷がついてしまい脳挫傷を起こします。脳に傷がつくことを「挫傷」といいますが、脳が挫傷したところから出血を起こすケースはけっこう多いのです。

しかし、スポーツで特徴的な頭のケガは、ぶつかって頭が揺すられるために起きる脳振盪が代表です。サッカーでゴールポストのような固いものにぶつかって生じるケガはそれほど多くはなく、やわらかいものにぶつかって脳振盪を起こすケースが多いということです。

スノーボードで転んで新雪の雪に落ちる、ラグビーで相手選手と肩で激しくぶつかるなど、頭部（頭皮など）の裂傷はないのに、衝撃によって起こる代表的なものが脳振盪であり、そしてもう一つが急性硬膜下血腫なのです。

頭の中には、次ページの図のように脳の表面と頭蓋骨のあいだに「架橋静脈」という血管が何本か吊るされています。

次ページ下の写真は、実際の解剖での静脈の写真です。下の部分が脳で、上の部分

頭部の架橋静脈

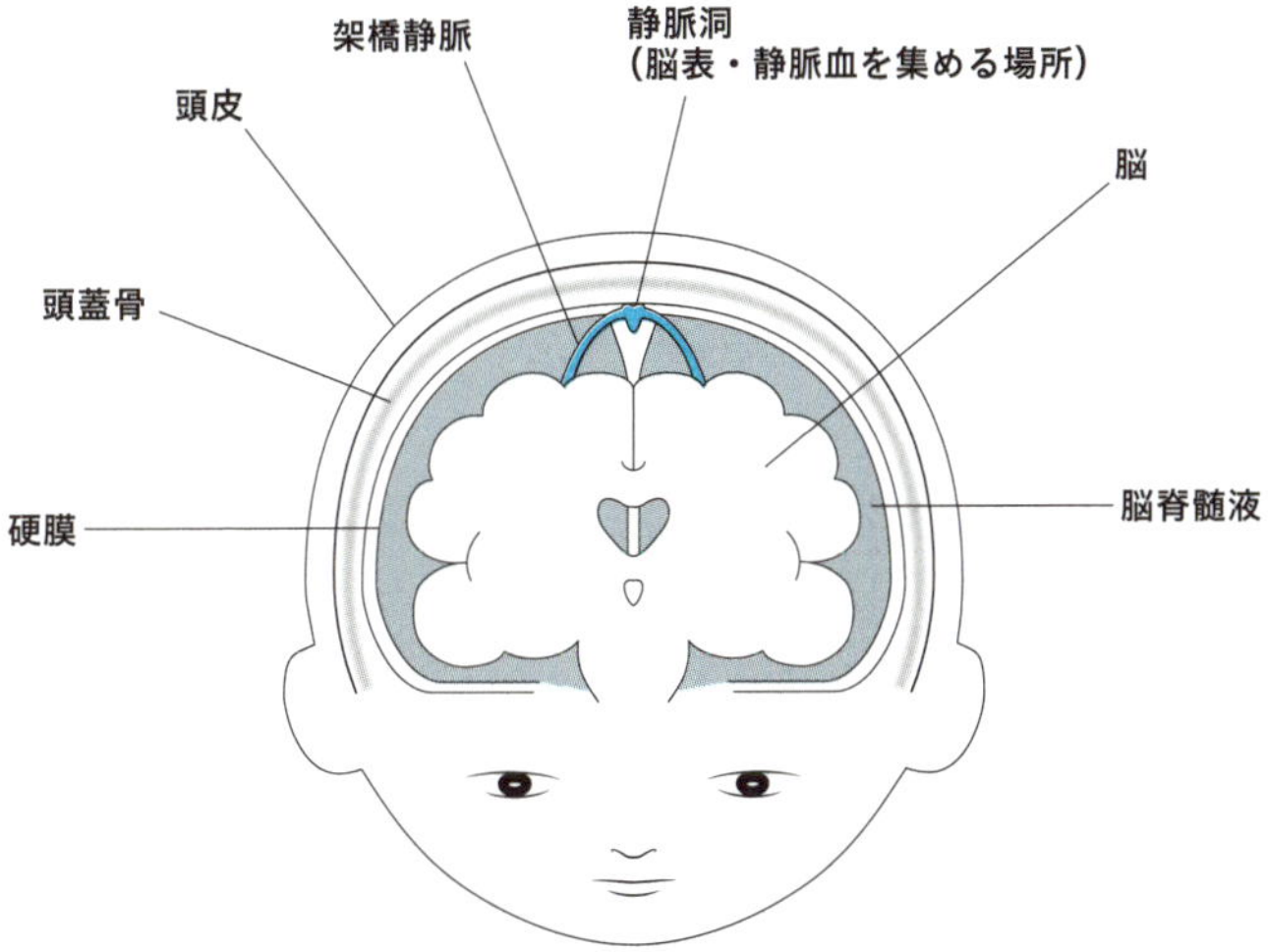

頭部解剖での架橋静脈

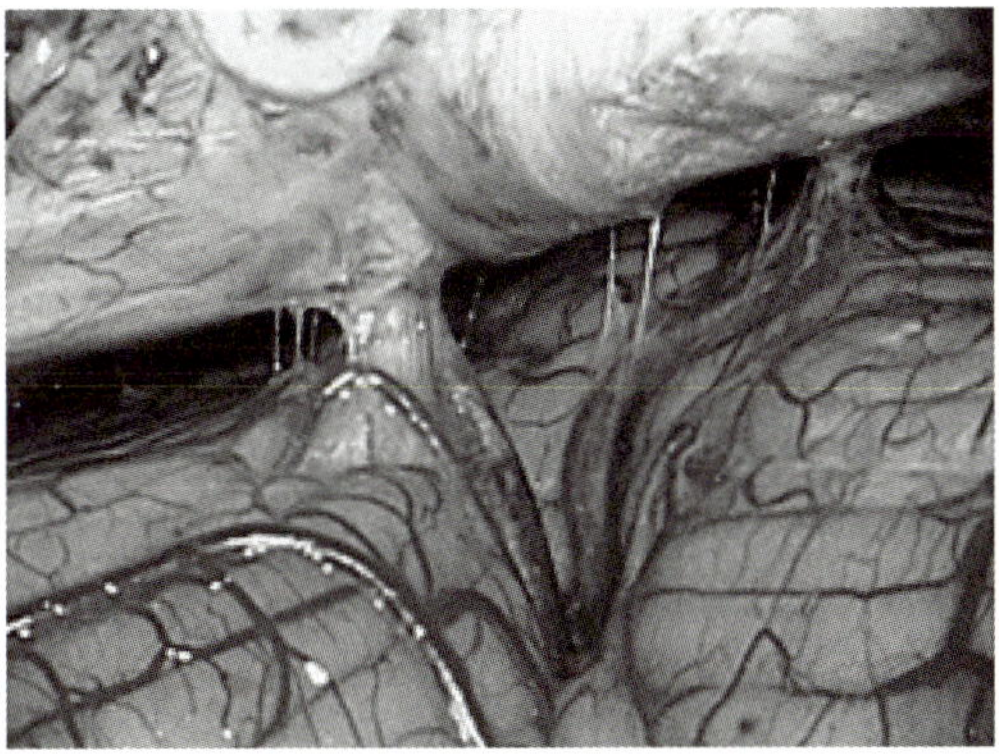

が頭蓋骨の内側です。そのスペースに、血管のようなものが柱状になっていますが、これが架橋静脈です。

激しくぶつかった場合、頭の骨は動きますが、慣性の法則で脳は動きません。そのために、

①脳が揺すられることそのものによって脳の中がずれてひずみを起こし、脳の機能に異常をきたす

②ずれが生じて脳の表面の血管が切れることによる出血

という、２種類の結果があります。この二つが、スポーツでの頭のケガとして特徴的なものです。

次ページの図のように、電車が急に発車すれば、つり革に力が加わり、場合によっては切れてしまうわけです。頭蓋骨を電車、血管をつり革とすると、そこが切れればだんだんと出血して血がたまる（血腫が形成される）わけです。

硬膜下血腫のメカニズム

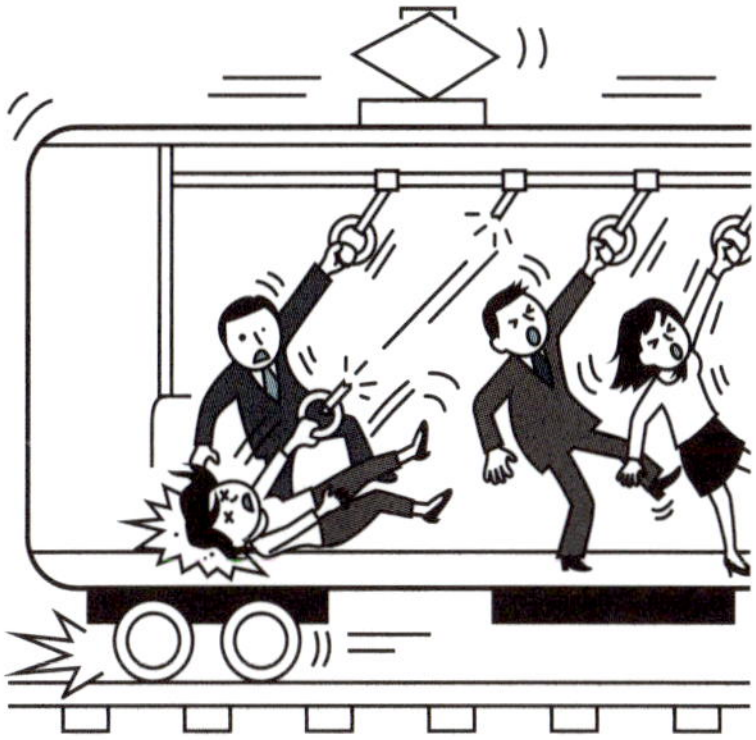

急性硬膜下血腫

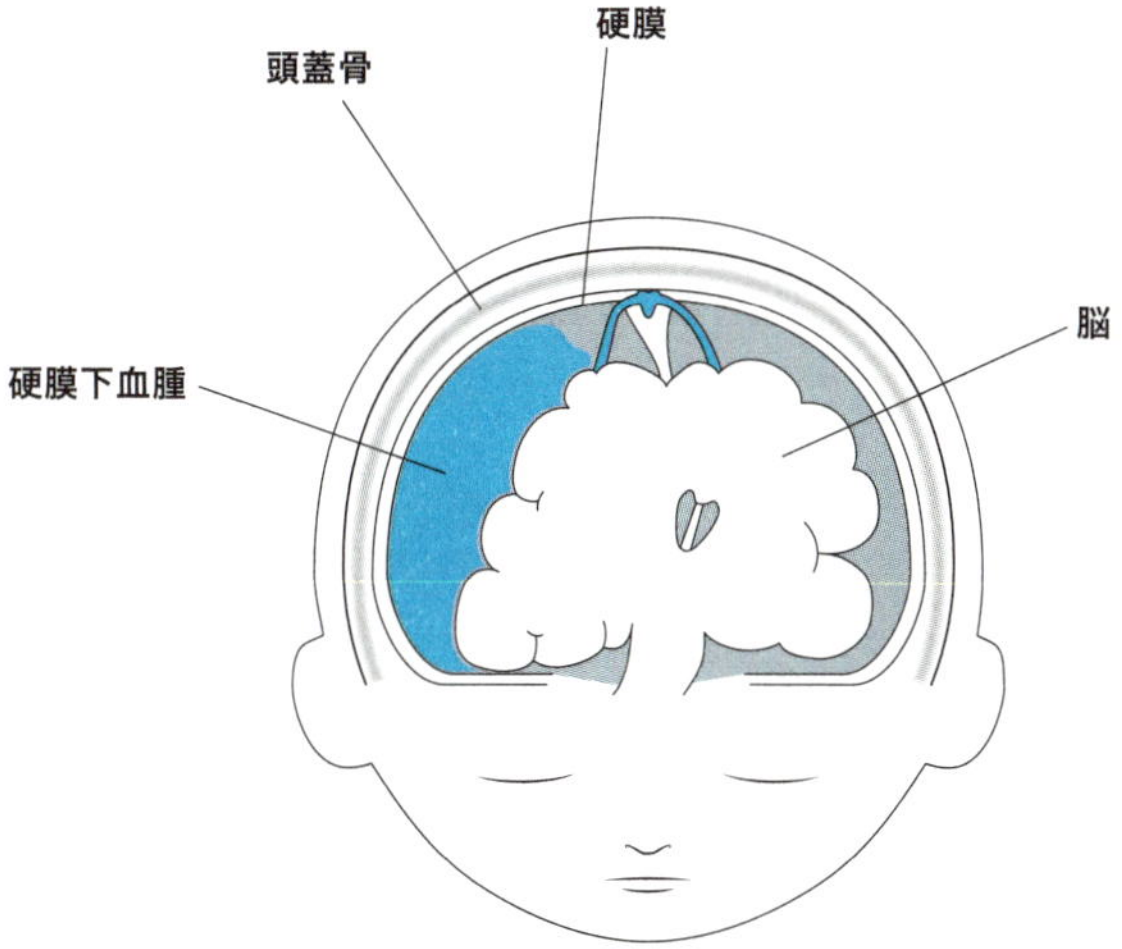

スポーツでの頭のケガで危ないこと

脳振盪を起こして自主的に病院の外来に来る選手はあまりいませんが、「監督やコーチにアドバイスをされたので」と言って訪れる選手はいます。

日本でトップレベルの大学ラグビー選手が来たことがあります。彼などは「以前、何度か脳振盪を起こしたことがあるのですが、最近はぶつかるとやけに頭が痛くなるんです」と言っていました。

脳振盪は治まって元気になったからいいという話ではなく、繰り返すことで慢性外傷性脳症という深刻な事態になっていきます。

脳振盪を起こしやすい人というのはいることはいるのですが、それは脳が揺すられやすいなど体質的なものというより、プレースタイルに問題があるともいわれています。

ラグビーやアメリカンフットボール、サッカーなどのコンタクトスポーツで脳振盪を起こしやすい人は、頭を打ちやすいプレースタイルをしている場合があるのです。ですから、指導者が見て練習の際にフォームなどを直すことが、一つの予防法になるのではないでしょうか。

脳振盪を繰り返すことによって起こる症状

マンションや階段から落ちる転落事故などは、よほど泥酔状態でもない限りそう何回も起こさないでしょう。また、交通事故を何回も起こす人は少ないですが、スポーツに関しては、ラグビーやアメフトなどで何回でも似たような事故を起こす可能性があります。

一度脳振盪を起こした人が再び起こす確率は、起こしていない人の6倍という統計もあります。脳振盪を何度も起こす可能性があるのが、スポーツ（特にコンタクトのあるスポーツ）の特徴なのです。

先日、私の外来に来た高校生のラグビー選手も、比較的長いキャリアのなかで初めて頭痛や嘔吐をともなうような脳振盪を起こしてから、2か月後の試合では意識を失う脳振盪を起こし、その1か月後の試合では、またまたひどい頭痛と嘔吐を起こしてしまったようです。なぜか、このような選手が多いような印象を、私自身は外来の経験から実際にもっています。

ボクサーで「あの選手はグラスジョー（顎が弱い）だ」と言われるのは、首の鍛え方が甘く、顎にパンチを受けるとダメージが直接脳に届きやすいためKOされるからです。たとえば一世を風靡したマイク・タイソンの全盛期の首の太さは、頭の幅と同じといっていいくらいでした。

脳振盪は、衝撃によって頭が揺すられて起きるわけですから、パンチなどを受けても揺すられにくい人が衝撃にも強いわけです。

脳振盪を繰り返して慢性外傷性脳症になるかならないかの境は、まだわかっていません。高校生など若いうちは大丈夫でも、脳振盪を繰り返しているうちに「最近、衝撃を受けるとすぐに頭が痛くなる」という自覚症状が出てきます。

脳振盪を起こしたかどうか自覚できない軽いケガのあとに競技に復帰し、再び頭部にケガをする、つまり脳振盪を繰り返すと、次のような取り返しのつかないことになります。

1 急性脳膨張

1週間以内など比較的短い期間に脳振盪を繰り返すと、命にかかわるような脳のむくみや脳浮腫が起こることがあります。「セカンド・インパクト症候群」といわれることもあり、前の傷が治らないうちに次にケガをすることで起こる大事件です。

急激に脳が腫れるので、頭蓋骨の中に入っている脳はパンパンになってしまい、脳の中心部に圧迫が及んで命にかかわることになってしまうという、恐ろしいシナリオが考えられています。今は、このセカンド・インパクト症候群は本当にあるのか疑問視されていますが、続けて頭に打撃をこうむらないほうがいいという警鐘です。

2 脳振盪後症候群

ワンシーズンに何度も脳振盪を繰り返すと頭痛が長引いたり、めまいやイライラ感、集中力の低下、疲労感などがあらわれます。1回の脳振盪では約2週間以内に元に戻りますが、繰り返すと、理解力や問題解決能力の低下、運動機能の低下、性格の変化、うつ状態や不眠、学力低下など慢性的な症状を引き起こし、それが3か月くらいたっても元に戻らないことがあり、脳振盪後症候群といわれています。

3 慢性外傷性脳症

長期間にわたって脳振盪を繰り返していると、認知症やパーキンソン病のような症状を引き起こすことがあります。ボクシングのパンチドランカーがよく知られていますが、アメフトやサッカー、アイスホッケーなどでも起こります。

繰り返さないようなルールをつくる

スポーツ中に急性硬膜下血腫や脳挫傷になった選手が、それが癒えたあと「競技に戻りたい」と希望するケースはかなりあります。このとき、復帰は可能なのか、いつから復帰できるのかなどについては、明確な基準は今のところありません。

たとえば柔道の例で、出血が治まって半年ほどのちに復帰したところ、再び急性硬膜下血腫を発症してしまい、救命はできたものの重い後遺症を残したという場合もありました。

ボクシングの世界や柔道の世界では、頭の中で出血したことがある選手や、頭の手術を受けたことがある選手の参加を基本的に認めていません。

急性硬膜下血腫や脳挫傷などが認められた場合、たとえ症状が消えてCTなどの画像上で血腫がなくなったと診断されても、頭への衝撃を受けやすいスポーツ（ボクシング、空手、柔道、相撲、ラグビー、アメフト、アイスホッケーなど）には復帰しない・させないことが原則です。

これはレジャースポーツで頭部外傷が多いスノーボードもスキーも同じはずですが、現状では何の規則もないのが問題なわけです。

脳振盪の繰り返しで怖いのは慢性外傷性脳症

「脳振盪を何度も繰り返していくと、将来、慢性外傷性脳症といったカテゴリーに入る可能性が高いので、引退したほうがいいかもしれません」とアドバイスはできても、スポーツの世界では、医師に止める力はありません。

選手が「この競技に命をかけている。これで絶対一生食べていくつもりなので、死んでもいいからやりたい」という希望を止めることはできないのです。

しかし、「死んでもいい」と言われても、本当に死に至ることもあるのですから、特に頭のケガ、脳振盪に関しては、その危険性をできる限り訴え、止めるのが医者としての正義だと考えています。

「靭帯を損傷しているけど続けたい」「肩が壊れても投げたい」というのとは異なり、脳の損傷は命にかかわることですから、次元がまったく違うでしょう。

私個人のレベルでいえば、脳振盪で相談に来た人には、そのようなスタンスで話をしています。

止めてもプレーし続ける選手

「脳振盪を繰り返して頭痛が出てくるようになったら、慢性外傷性脳症になります」という警告を出しても、その警告に拘束力があるわけではありません。アメフト、ラグビー、サッカーなどの各スポーツ団体は、この警告に対してどのような措置をとるかを、それぞれ決めていくことになります。

しかしたとえば、そのスポーツの協会が「脳振盪を繰り返した選手は出場停止」と決めても、選手が脳振盪になったことを隠したり、「死んでもいいから続けたい」と言えば、どうすることもできません。

結局、それぞれのスポーツのカテゴリーで独自の決め方になっていくのです。その傘下にいる選手たちの意向をくみ取りながら臨機応変に現場でやっていく、といっても、その「現場」での判断が非常に難しいのです。

しかし、サッカーやラグビーなどスポーツを行っている人で、それで一生生活していける人はごくわずかです。「今は頭痛がするくらいだから」と軽く考えて競技を続けて、認知機能障害になってしまうというのは、日々スポーツで自己を鍛錬し精進している志の高い人自身の半生を捨ててしまうばかりか、社会の損失にもなるわけです。ですから、「ちょっと将来のことも考えてください」というのが私の気持ちです。医者の正義感で話をしても、結局、個人レベルでは「死んでもいいからやる」と続けてしまう人もいるのです。

実際に私が「もうやめたほうがいいですよ、このままだと近い将来、健康を損なって、あとの人生が台無しですよ」と話しても、選手本人は「医者や他人がそう言っても、やりたいものはやりたい」と、納得しないわけです。

協会や大学がそのような勧告をしても、本人は黙って姿を消し、違う地域でスポーツを続ける場合もあるのです。自分のケガの経歴を黙っていれば、ほかでやれてしまうことは可能だからです。

私のところにも、ラグビーが強い大学の選手が脳振盪を起こして診察に来たことがあります。彼は脳に出血していたので、「もうラグビーはダメだよ、死んじゃうかもしれないから」とアドバイスし、大学側も禁止しました。ところが彼はラグビーを続けたいため、その大学を中退し、ほかの大学に行ったそうです。

しかし、その人の残りの人生を考えれば「あなたはもうやめたほうがいい」と、学校単位、スポーツ団体単位で説得するほうがいいと私は考えています。

競技だけが人生ではない

逆に、私のアドバイスを真摯に受け止めてくれる人もいます。

横浜の16歳の高校1年生でしたが、彼は「裏花園」で頭を打ちました。裏花園とは、東大阪市の花園ラグビー場で全国高校ラグビー大会をやっている最中に、花園に行けなかった各県の準優勝やベスト4といった学校が、福岡でラグビーの試合をやる「サニックスワールドラグビーユース交流大会」のことです。

彼は裏花園の試合で頭を打って脳振盪を起こし、そのあとは朦朧《もうろう》として試合のことは覚えていなかったといいます。

試合後も頭痛があったため福岡で病院に行くと、急性硬膜下血腫と診断されました。48時間入院しているあいだに出血が増えなかったので、「もう出血することはないだろう、大丈夫でしょう」と言われて横浜に帰り、今後どうしたらいいか相談するために、両親と学校のコーチと一緒に私のところに来たのです。

「きみは、裏花園に出られるくらいならすごい選手なんだろうけど、一生ラグビーで生計を立てるつもりはないよね。次に急性硬膜下血腫を起こすと、命にかかわる可能性が非常に高いですよ」と話すと、その子も親御さんも納得してくれました。

彼には、今後の人生でどういうことをしてはいけないかという話もしました。「頭を揺するな」と言われても、具体的に何をしてはいけないかわからないでしょう。

基本的には、ハイスピードで衝突を起こす可能性のあるものは避ける、スノーボードやサッカー、フットボールやバスケットボールも危ない、という話をしました。

「そうなると、結局、卓球やテニスなど別種の系統のスポーツに替えるしかないですね」と納得してくれました。

繰り返すと命が危険にさらされる

ここまで何度か話に出てきた急性硬膜下血腫は、脳振盪を起こすくらいの打撃で同時に起こり得る、頭の骨と脳のあいだの出血です。出血しているあいだは頭痛や吐き気、ひどくなると脳を圧迫して半分くらいは死に至るわけです。

次ページ上の写真は、実際の手術中のもので、黒い部分が出血(血腫)ですが、これが下にあるべき脳を圧迫しているわけです。

脳の断面のイメージで見ると次ページ下の図のようになり、脳の上のほうにある血腫の量が増えると、硬い頭蓋骨の中に入っている脳は逃げ場所がないので、圧迫が中央部分にまで及ぶことになります。この中央部分に、意識をつかさどる命の中枢である脳幹があるわけです。

血腫がだんだんたまれば、最初のうちは平気でも、そのうち頭痛を自覚するように

頭蓋骨内の出血（血腫）

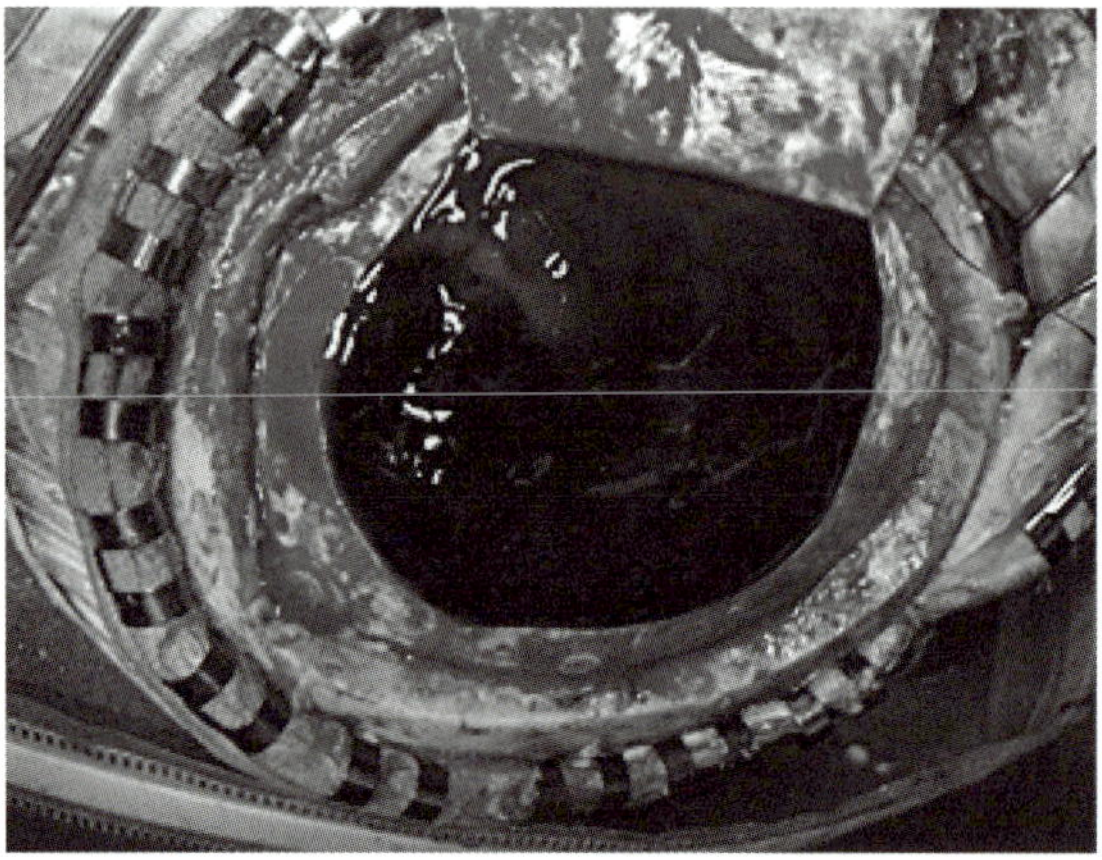

脳の断面図のイメージ（色の部分が血腫）

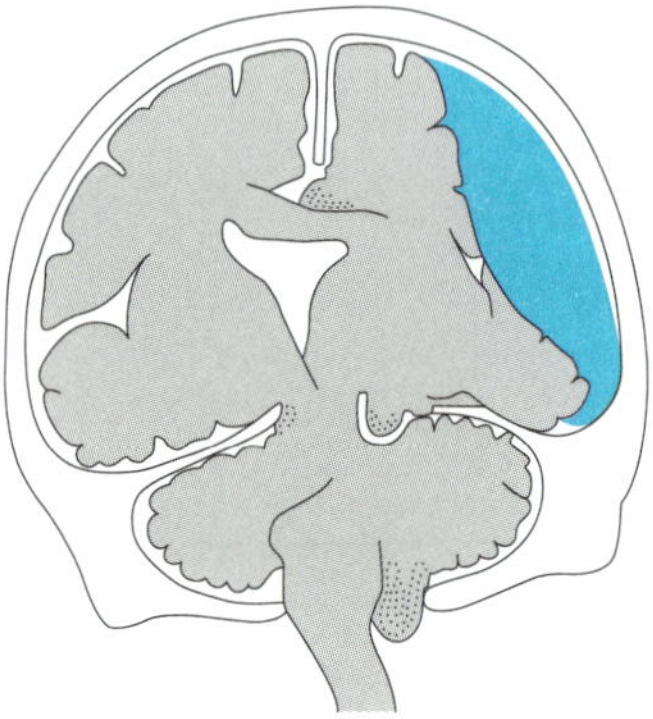

血腫がもたらす時間経過のシナリオ

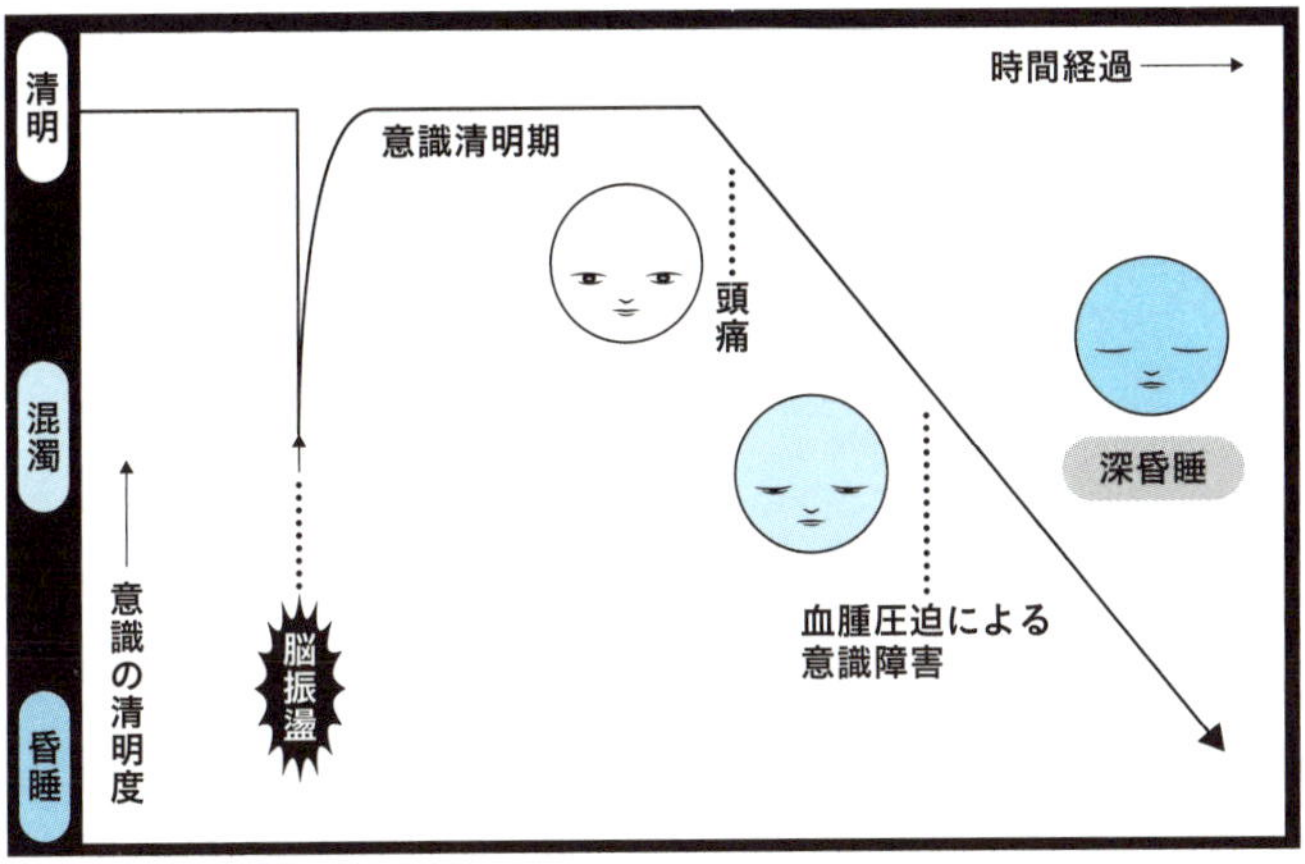

なります。そうして、嘔吐したり、最後には脳幹に対する圧迫が強くなるため意識が悪くなったりするわけです。

時間的な経過で描くと上の通りです。

脳振盪を起こしてからしばらくは元気なものの、そのうち頭痛が生じ、病状が進むと深昏睡のほうへ至ってしまうシナリオが書かれています。

次ページの写真は、実際の急性硬膜下血腫のCTスキャンです。まわりの白い部分が頭蓋骨で、その内側が脳です。写真の右側の頭蓋骨と脳のあいだに三日月型のグレーの部分（矢印）がありますが、これが急性硬膜下血腫です。

脳振盪と一緒に起こることがある急性硬

急性硬膜下血腫のCTスキャンの画像

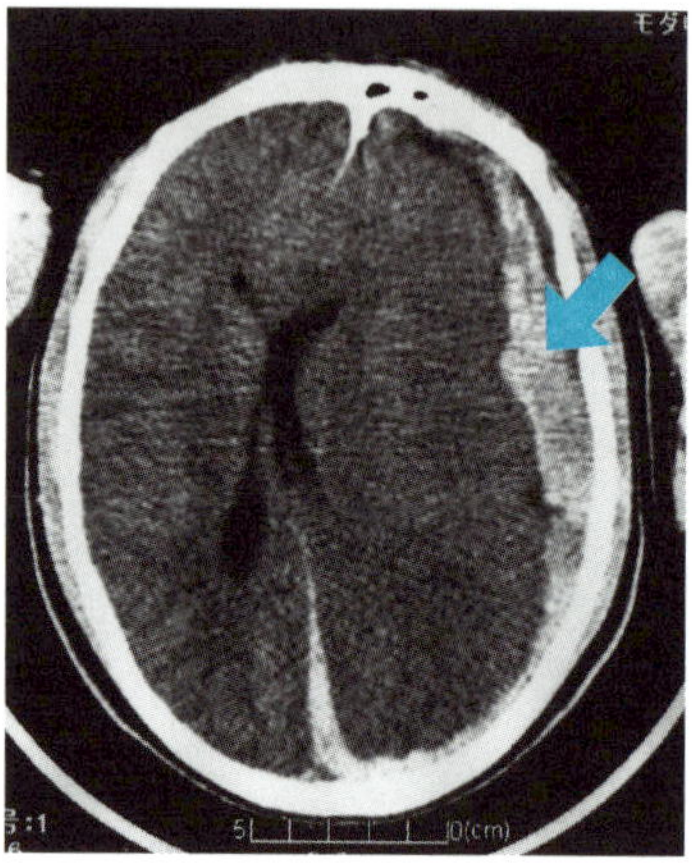

膜下血腫は、自然に吸収されたり、手術で取り除くことにより、いったんは脳への影響はまったくなくなるわけですが、そもそも出血した血管のまわりは元の通りになっているわけではありません。
　つまり、かすり傷のあとのかさぶたと同じような状況が想像できるわけですから、再び揺すられると、かさぶたがはがれるような状態になり、そこから再出血を起こす可能性があるのです。
　ですから、私たち医師は、「頭にケガをして急性硬膜下血腫を起こした人は、絶対に同じスポーツ現場に復帰させてはいけない」と強く言っているのです。
　手術で助かる人もいますが、手術しなく

ても出血が止まってだんだん吸収されていくと本人は元気になるため、また競技に復帰したいと言うのですが、慢性外傷性脳症が起こる可能性は高まります。

これまで、私が警告した人でも、「それでもやりたい」と言って続けたアマチュアボクシングの事例がありました。先にも述べた通り、日本ボクシング連盟にも「過去に出血があったらやってはいけない」という規則はあります。

しかし、それでもいまだに根性物語でそのまま続けてしまう人たちがいるのも事実です。私としては、もう少しスポーツに対する意識の文化度を高めてほしいと思っています。

第2章

脳振盪の危険性&その見分け方

脳振盪が危ない3つの理由

豆腐を入れた容器を想像してください。容器を強く揺すると、中の豆腐も揺すられてゆがみが生じ、揺すられ方が激しければ一部が崩れてしまいます。この容器を頭部(頭蓋骨)、豆腐を脳とした場合、強く揺すられると脳振盪などが起こるわけです。

スポーツでのさまざまな衝撃で、首を支点として頭が大きく移動する際に脳が揺られ、脳の内部にひずみが発生することで、脳の組織や血管が傷つくのです。

脳振盪は、体がなんらかの衝撃を受けることで、結果として首から上、つまり頭部が揺れ、脳が揺さぶられて起こるということです。

脳損傷は、少し転んだ、ちょっと打った程度という、頭をぶつけた覚えがないような場合でも起こり得ます。

脳振盪を起こすほどに頭が激しく揺すられた場合、何が危険かというと、以下のように、大きく3点があげられます。

豆腐の容器が揺すられるイメージ

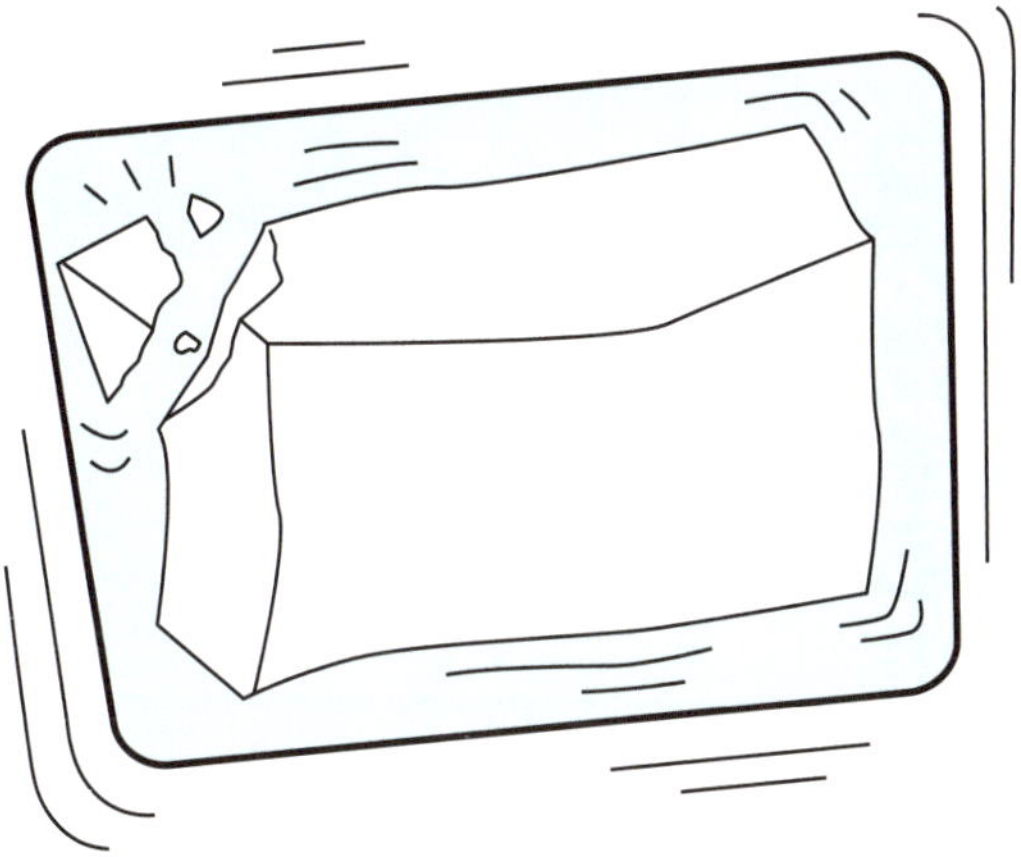

1. 脳の表面の血管が切れて急性硬膜下血腫を起こす恐れがある
2. ボーッとしたり、頭痛、めまい、バランス感覚を失うため、再び頭を打つ恐れがある
3. 認知機能障害、いわゆる認知症になる恐れがある

第1章でも述べたように、脳振盪を起こすくらいの衝撃を受けたり、ケガをしたりすると、同時に出血を起こして急性硬膜下血腫になることがあるのです。頭の骨と脳のあいだに、じわじわ血がたまっていき、それは命にかかわることもあります。

交通事故などで急性硬膜下血腫が起きた

場合の致死率は、50〜60％くらいです。ボクシングでは年間2人、柔道では4人くらい起きており、死亡率は約30〜40％です。脳振盪では単に気を失うだけではなく、このように命にかかわるような状態になっている可能性があるのです。

急性硬膜下血腫のほかに、慢性硬膜下血腫もあります。これは「慢性」というくらいですから、外傷後、1〜3か月かけて頭蓋内にゆっくりと血腫が形成されるものです。高齢者に多い病気ですが、スポーツのケガなどで若い人にも起こることがあります。

これは血腫がゆっくりと形成されるため、症状が急に進行することはありませんが、手足の麻痺、歩行障害、しつこい頭痛、性格の変化、認知障害などがあらわれ、少しずつ悪化する場合は慢性硬膜下血腫を疑いましょう。ただ、急性とは異なり、命にかかわるようなことはありません。

頭が揺すられると脳はどうなるのか

脳が揺すられたとき、脳の表面はたしかに動きますが、中の深いところもゆがみを

脳全体にケーブルが張り巡らされているイメージ

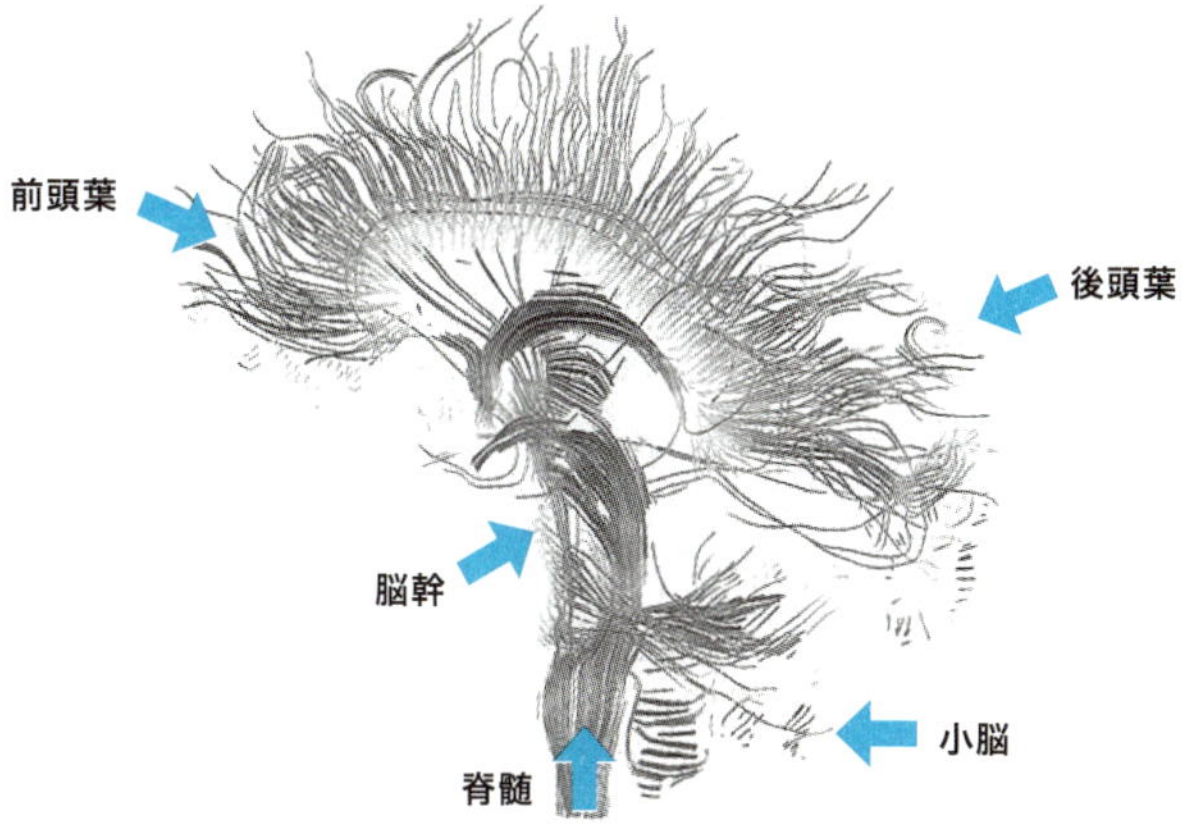

起こします。脳の真ん中には脳幹という意識の中枢があり、そこから電線のようなケーブルがたくさん出ています。

上の図は、脳を横から見たところ（左側が前、右側が後ろ、下が脊髄のほう）ですが、脳幹部という中央部分（脊髄のやや上方）から、脳全体へケーブルが張り巡らされているのがイメージできるかと思います。

脳細胞のある表面にケーブルが無数に投射しており、頭が揺すられると、そのケーブルにねじれが起きて停電状態になるのが脳振盪といえます。

たとえば、脳幹がダメージを受けると意識を失うだけかもしれません。しかしそうではなく、脳の内側を通る連絡ケーブルが

頭部の断面図（色の部分が脳幹）

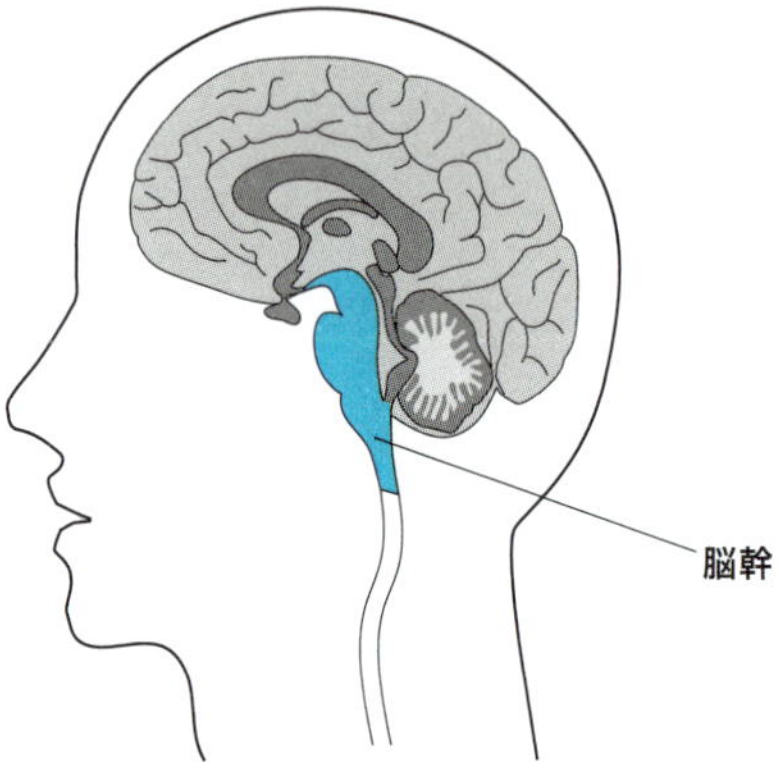

脳の各部位（色の部分が小脳）

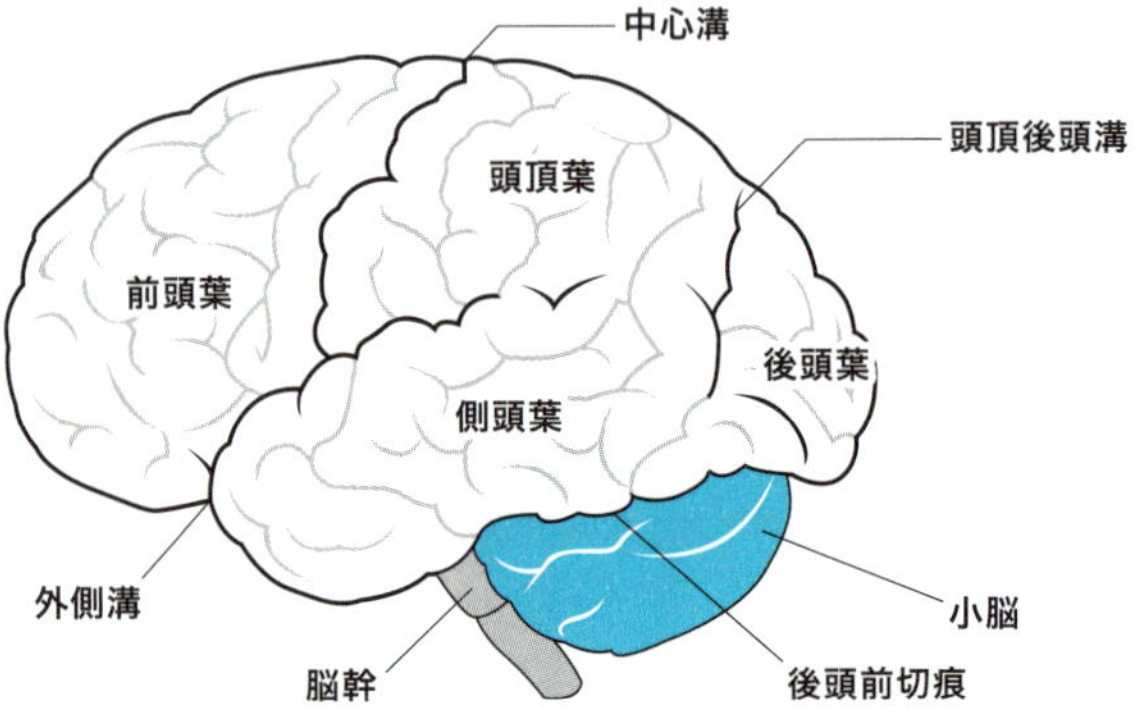

ねじれて停電を起こすと、記憶の中枢とのつながりが悪くなり、覚えていないとか記憶が入らない、あるいは後頭部（小脳）のほうに行くケーブルがねじれればふらつきが起きてくるわけです。

つまり表面ではなく、脳内の深いところがねじれてしまうのが、脳振盪の本質といえます。

このように説明はできますが、頭部などに衝撃を受けたとき脳がどのようになっているのか、実験のしようがありません。昔はサルの頭蓋骨を外して透明なプラスチックで脳を覆い、衝撃を与えたときに脳がどう動くかを観察した実験があります。透明なので、衝撃を加えると瞬間的に脳の表面が前後に移動するのが確認できます。しかし、この実験では脳の深部がどう動くかは全然わかりませんでした。

今ではこのような動物実験はできませんから、私たちはかれこれ15年近くコンピューターでシミュレーションをやってきています。

シミュレーションを見ると、衝撃によって脳が激しくずれるのがわかります。たとえば、どこに衝撃を受けると脳のどこが一番影響を受けるのか、脳のどこにゆがみとエネルギーがかかるのかがわかってきました。

衝撃による脳への影響のシミュレーション

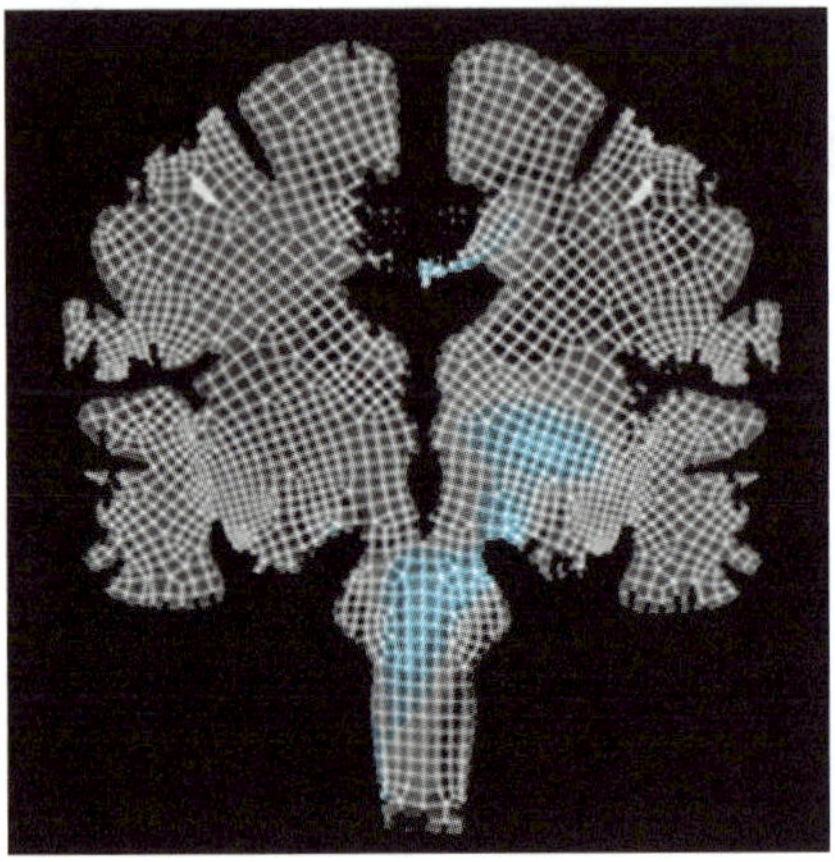

青色の部分が脳を揺すったときにねじれを起こしやすいところ

シミュレーションでは、脳の表面の神経の細胞があるところではなく、ケーブルだけ通っている白質という場所にねじれが起きやすいことが、はっきり見ることができます。

上の図は脳を正面から見たところです。脳を揺すったときにねじれを起こしやすい場所が、青色で示されています。左右の脳を結ぶ繊維があるところや、真ん中にある脳幹部にゆがみが大きく起きているのがわかるかと思います。脳の深いところがゆがむわけです。このゆがみの時間は、1000分の10秒くらいまでの一瞬で起きてしまうのです。

脳振盪を起こすねじれは、競技や頭の打ち方、打ったタイミングや場所によって違うでしょうし、結果的に停電を起こすところが違うため、人によってさまざまな症状が出てくる可能性があります。

スポーツで頭を打った場合、次にあげる症状のうち、一つでもあれば脳振盪の疑いがあります。

脳振盪が疑われる自覚症状

意識消失、素早く動けない、けいれんする、霧の中にいる感じがする、健忘、何かおかしい、頭痛、集中できない、頭部に圧迫感がある、思い出せない、頸部痛、疲れて力が出ない、吐き気、混乱している、めまい、眠い、ぼやけて見える、感情的になる、ふらつく、イライラする、光に敏感になる、悲しい、音に敏感になる、不安・心配になる

脳振盪の危険性の特徴

繰り返しますが、脳振盪によって起こる特徴は、「気を失う」だけではありません。確かに、呼びかけても応答がないような意識消失は重症の部類です。しかし、ボーッとしたり、頭が痛くなる、めまいが起こる、バランスがとれなくなるなど、もっと軽い意識障害の場合でも、あるいは意識障害がなくても、注意が必要だということを、ぜひ覚えておいてください。

このような状態が続くあいだは、パフォーマンスや防御能力も著しく低下するため、試合に復帰しても再び同じような打撃、致命的な打撃を受けやすくなり、急性硬膜下血腫を起こす危険性が高まります。

頭を打ったあとぼんやりしている期間は、私たちが思っているより長く、当然ながらスポーツをしても普段通りのパフォーマンスができません。これらの脳振盪の症状がある場合、5日間から10日間は安静にしておかないと危険なのです。

さらに危険なことは、脳振盪を繰り返すと慢性外傷性脳症となり、脳が損傷して認知機能障害、いわゆる認知症になる可能性が高くなるという点です。ボクサーのパンチドランカー症状と同じで、ふらふらしたり手が震えるなど、アルコール中毒のような動きになったり、あるいは怒りっぽくなるなど、性格が以前と変わってしまう場合もあります。

脳振盪後も動けるときが危険

30年以上くらい前には、ラグビーの練習中や試合中に意識を失ったとき、やかんの「魔法の水」をかけて意識が戻ったら、再びプレーしていました。根性論からすると、なんだか素晴らしい光景のように見え、拍手喝采かもしれませんね。しかし脳振盪に関する研究が深まった今では、そんなことはとんでもないことです。そのことを、多くの人に知ってもらい、世界のスタンダードにする必要があるのです。

たしかに脳振盪で気を失っても、意識を取り戻せばプレーすることはできます。なぜ動けるかといえば、手足の麻痺があるわけでもありませんし、毎日トレーニングをしていれば自然に体が動くからです。

ただし、いつものようなパフォーマンスができないため、とっさの防御などができず、再び脳振盪になって危険な状態になってしまいます。

脳振盪の典型的な一つの症状として「見当識障害」があります。体は動いても意識ははっきりしていないため、今自分がどこにいるのか、一緒にいるのが誰なのかわからない、あるいは反対方向に走ってしまうなどの行動です。

脳振盪のあとに試合や競技ができたとしても、脳がダメージを受けているためフルパフォーマンスではない――。そうすると、正常であればタックルされてもそれに反応して首をしっかりするため衝撃を受け止めることができるのに、脳振盪を起こしたあと無防備に近い状態で2発目のタックルをされたときは衝撃に対処できず、再び脳が揺さぶられてしまい、出血を起こす可能性が高まるのです。

タックルなどによる衝撃は「回転加速度」ですから、50Gという数字になることがあります。

普通にパフォーマンスをしていれば上手に対応できるのですが、脳振盪で正常では

脳が激しく揺さぶられるイメージ

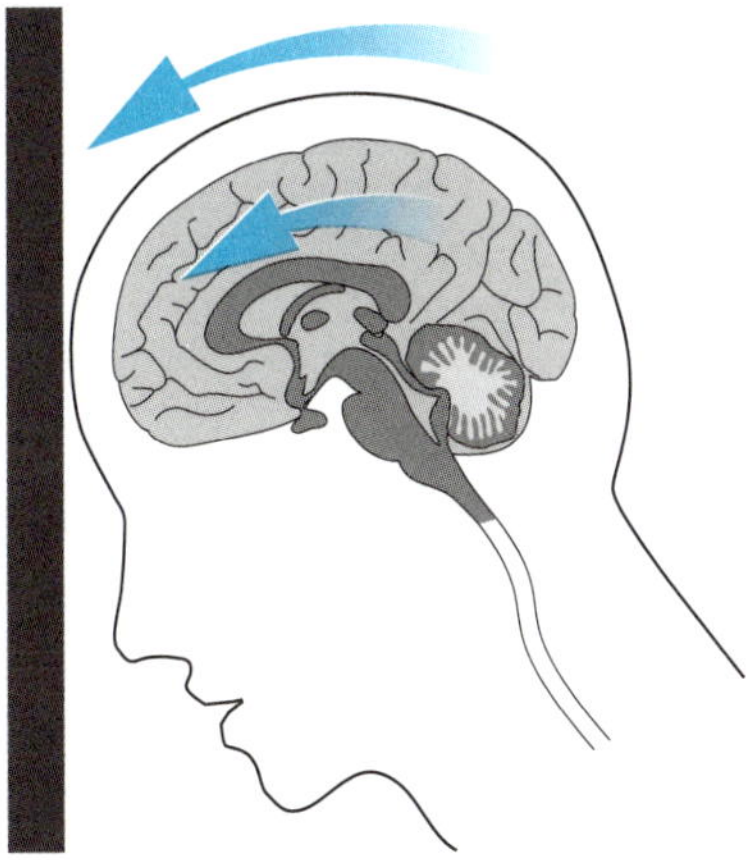

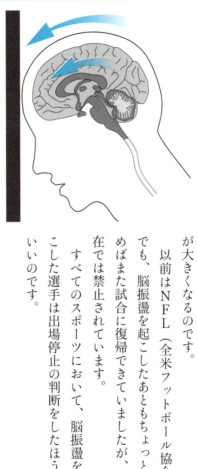

ない状態だとパフォーマンスが落ち、首を固めたり首の位置をヘッドアップするなど防御ができなくなるため、脳に受ける損傷が大きくなるのです。

以前はNFL（全米フットボール協会）でも、脳振盪を起こしたあともちょっと休めばまた試合に復帰できていましたが、現在では禁止されています。

すべてのスポーツにおいて、脳振盪を起こした選手は出場停止の判断をしたほうがいいのです。

意識障害を見分ける

意識がいつもどおりかどうかは、人それぞれの判断に大きく左右されます。「大丈夫か？」と尋ねられても、特に自分では問題がない場合は「大丈夫です」と答えるものです。ですから、客観的に判断できる評価の尺度が必要となります。

日本の医療現場でよく使われている意識障害の尺度が、「日本昏睡スケール」で、「3―3―9度方式」とも呼ばれています。これを使えば、誰でも同じ評価ができ、さらには時間的にどれくらい悪化したか、改善したかが判断しやすくなります。

日本昏睡スケール

Ⅰ　刺激しなくても覚醒している状態

1. だいたいはっきりしているが、今ひとつはっきりしない
2. 見当識障害がある

3. 自分の名前や生年月日が言えない

II 刺激すると覚醒する状態

10. 普通の呼びかけで目を開ける

20. 大声または体を揺さぶると目を開く

30. 痛み刺激を加えつつ呼びかけると、かろうじて目を開ける

III 覚醒しない

100. 痛み刺激に対して払いのけるような動作をする

200. 痛み刺激で手足を少し動かしたり、顔をしかめたりする

300. 痛み刺激にも反応しない

意識障害は、時間とともに内容が変化していくことがあり、繰り返しチェックすることが大事です。

1ケタの意識障害（Iの1〜3）でも、最低15分間は観察し、正常になるまでさら

に5分おきくらいに質問を繰り返してください。時間とともに悪化するようであれば出血など重大な障害が起きている可能性がありますから、すぐに専門施設に行って精密検査を受けさせましょう。

2ケタ（Ⅱの10～30）、3ケタ（Ⅲの100～300）の意識状態は明らかに危険な状態ですから、すぐ救急車を呼びましょう。

4パターンある意識障害の経過

症状が好転して意識障害から回復しても、しばらく時間が経ってから再び症状が悪化することがあります。その場合は頭蓋内出血（急性硬膜下血腫）を起こしている可能性があります。

脳振盪以外でもっとも危険な意識障害が、頭蓋骨の内側が出血する頭蓋内出血（急性硬膜下血腫）なのです。血液が頭蓋内にたまり、脳を圧迫することによって、意識障害や運動麻痺などの重い症状を引き起こし、生命に危険を及ぼす場合もあるのです。

意識障害の経過

パターン1

受傷直後は意識障害があるが、その後回復し完全によくなる

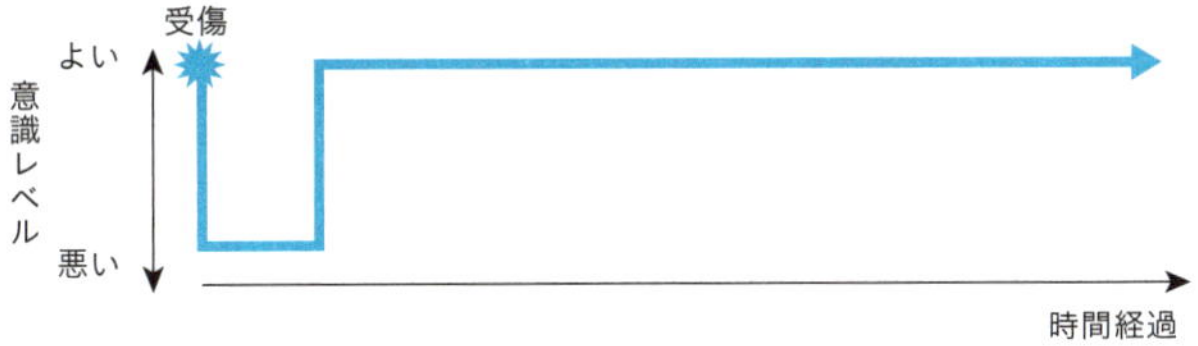

パターン2

受傷直後から意識障害があり、回復しない

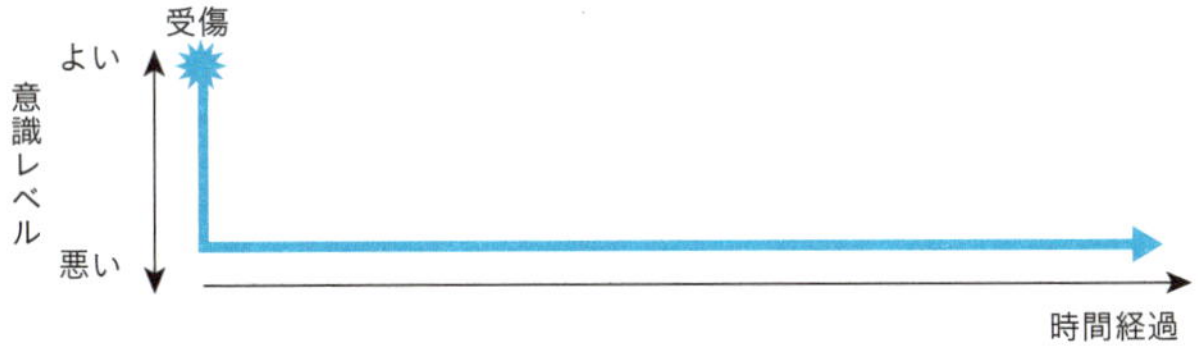

パターン3

受傷直後にあった意識障害がいったん回復し、その後再び悪化する

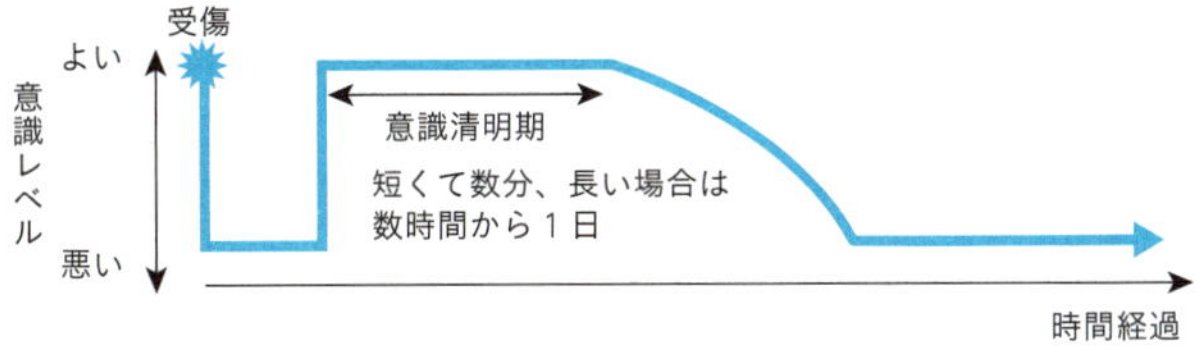

パターン4

受傷直後には意識障害はなかったが、その後出現し悪化する

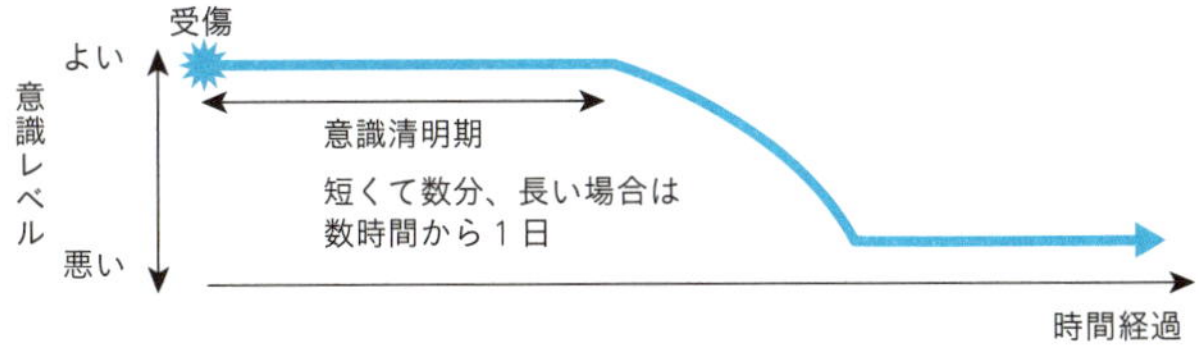

頭蓋内の出血は、外から見てもわかりません。出血が始まったばかりのときは、まだ脳内を圧迫するほど血がたまっていないので、無症状のことがあります。出血が続き、脳が圧迫されるようになると症状が出ます。初期症状としては、頭痛や吐き気です。さらに圧迫が強くなると意識障害が進んでくるわけです。このような意識障害の経過には4パターンあります。

パターン1……いわゆる脳振盪の経過
パターン2……重篤な脳損傷
パターン3、4……頭蓋内出血の可能性。はじめは話せたのに、その後、意識状態が悪くなる

健忘を見分ける

脳振盪は意識を失うだけではなく、あとの症状として物忘れや記憶ができなくなったり、場所や時間、人などがわからなくなる「失見当識」が起こるケースがあります。

意識があっても話し方や動作、表情がいつもと違ったり、住所や年齢、自分が現在置かれている状況を間違えたりする場合は、軽い意識障害ですから脳振盪を起こしていることになります。

先述した「魔法の水」のあとのラグビー選手が、その後の記憶が定着してないため、試合に復帰したあとのことを何も覚えてない、ということがけっこうあります。

あるいは、頭を打つ前、ぶつかった前のことまで忘れてしまう場合もあります。それを「逆行性健忘」といいますが、意識を失う前のことを忘れたり、あとのことが記憶として定着されないのです。

頭に衝撃を受けてすぐ、あるいは短時間の意識障害から回復して再び競技に参加しても、あとでそのことをまったく覚えていない場合があります。

記憶には近時記憶（少し前の記憶）と、遠隔記憶（以前からの記憶）がありますが、外傷性の健忘では近時記憶だけが障害され、遠隔記憶はそのままということが普通です。

つまり、古い記憶は保たれているものの、外傷後に記憶する機能が障害され、新しい体験が記憶として保存されないのです。

競技中に頭を打った選手には、次のような質問をして記憶が確かか確認してください。これらのすべてに正しく答えられない場合には、脳振盪の可能性があります。これらの質問は、競技種目によって変えてもよいので、覚えておいてください。

近時記憶に関する質問例

1．見当識（場所、時間、人）のテスト

「ここはどこですか？」

「今いる競技場の名前は？」

「今日の日付は？　何曜日ですか？　今は何時ごろですか？」

「この人（監督やコーチ、チームメイト）は誰ですか？」

2．数字の逆唱

「3ケタの数字を言うので、それを逆に言ってください。475」（574が正解。正解したら次に「6259」など4ケタの数字を言い、両方合っている以外は異常と判断）

3. 打撲前後の競技内容
「対戦相手のチーム名は？」

「これまでの得点経過は？」

「どちらが先制点を挙げましたか？」
4. 今日の試合の作戦、被験者の役割など
「あなたのポジションは？」

また、次ページのようなバランステストでも脳振盪かどうかを判断することができます。

運動障害、感覚障害を見分ける

スポーツの試合や練習中の事故によって脳や脊髄、末梢神経などがダメージを受けると、運動障害、感覚障害を起こすことがあります。

脳振盪かどうかを判断するバランステスト

利き足を前に出し、そのかかとに反対の足のつま先をつけて立ちます。体重は両足に均等にかけてください。両手を腰に置いて目を閉じたまま20秒間その姿勢を保ちます。その間によろけて姿勢が崩れたら目を開き、再び最初の姿勢に戻ってテストを続けてください

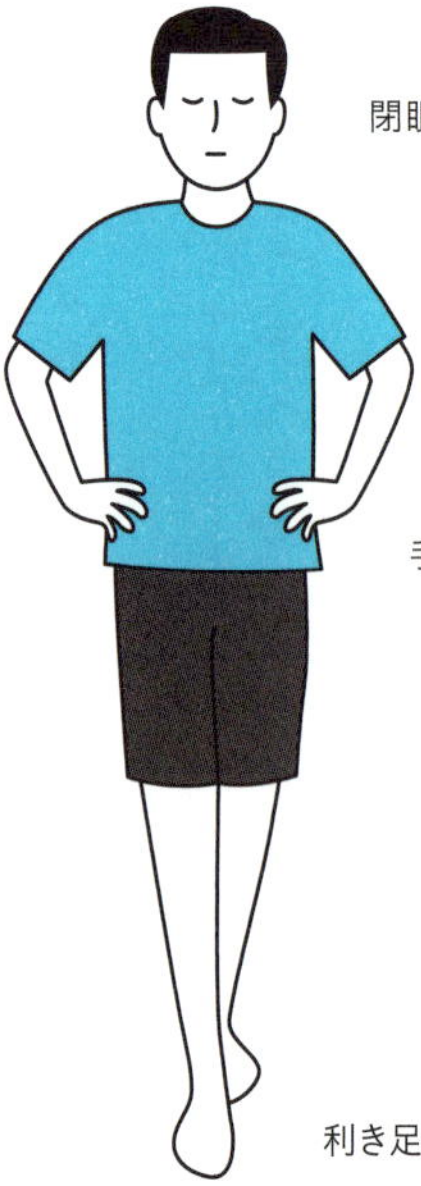

20秒のあいだに、目を開ける、手が腰から離れる、よろける、倒れるなどが6回以上ある場合や、開始の姿勢を5秒以上保てない場合は、脳振盪の疑いがあります

特に感覚障害の検査にはいろいろな道具が必要で、現場で判断するのが難しいでしょうから、以下に、スポーツの現場でそれらを発見できる有効な方法を紹介しましょう。

感覚障害検査

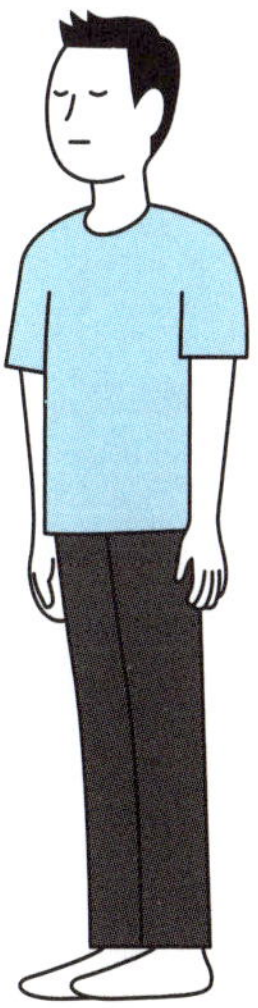

両足をそろえて立ち、目を閉じる。ふらつき、または立っていられない場合は深度の感覚障害

上肢の運動障害検査

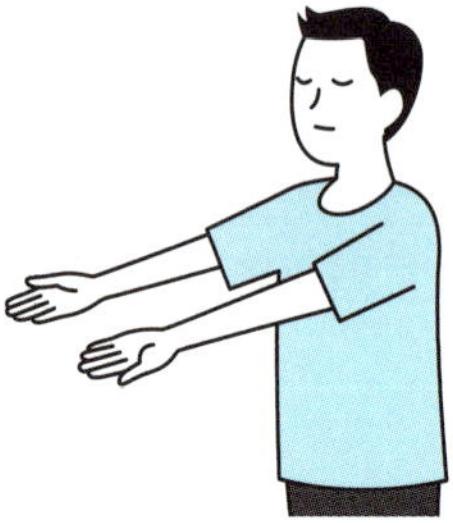

①手のひらを上に向けて両腕をまっすぐ前に上げたまま目を閉じる

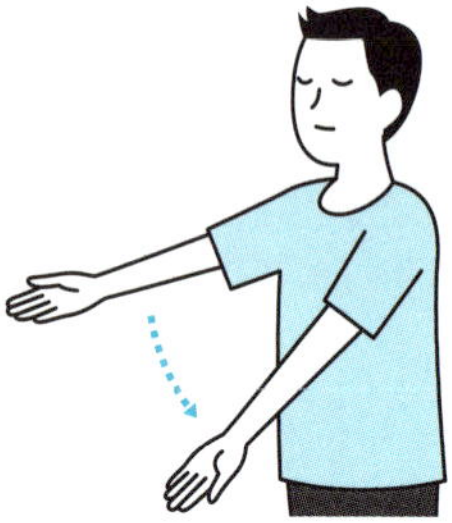

一方の腕が下がったり、内側に回転したりすれば異常

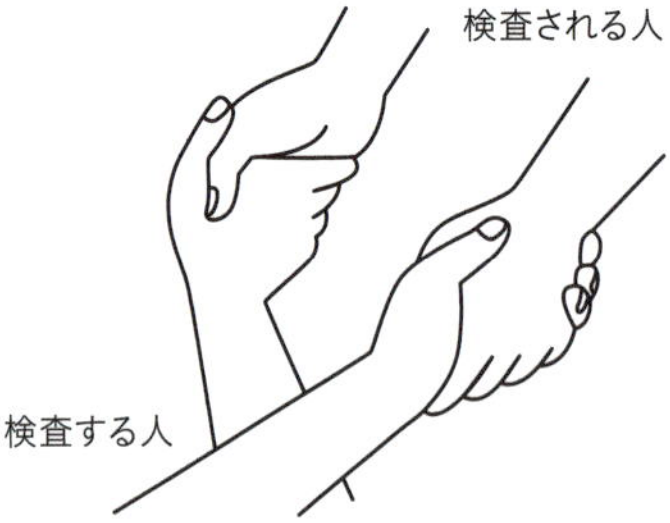

②両手をクロスして同時に握手をする。握力に大きな左右差があれば異常

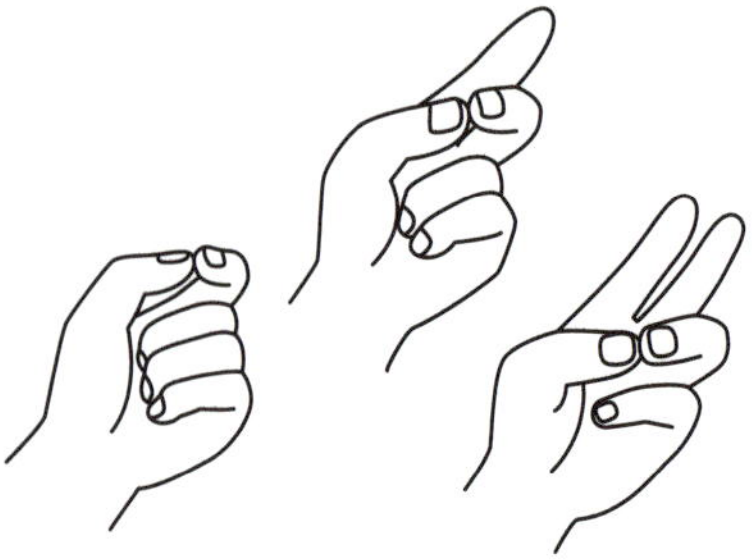

③親指とほかの指で素早く輪をつくる。逆の順番でも行い、両手でスムーズにできなければ異常

下肢の運動障害検査

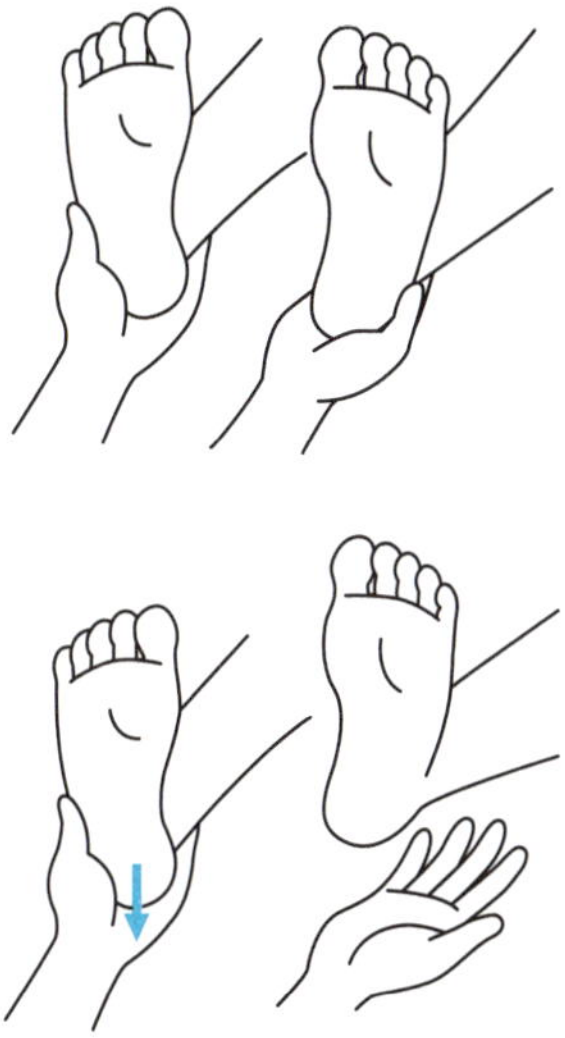

①仰向けに寝かせた選手のかかとを軽く包み込むようにして支え、足を片方ずつ上げてもらう。軽い麻痺があるほうの足を上げようとすると、反対側の足に、より強い力がかかる

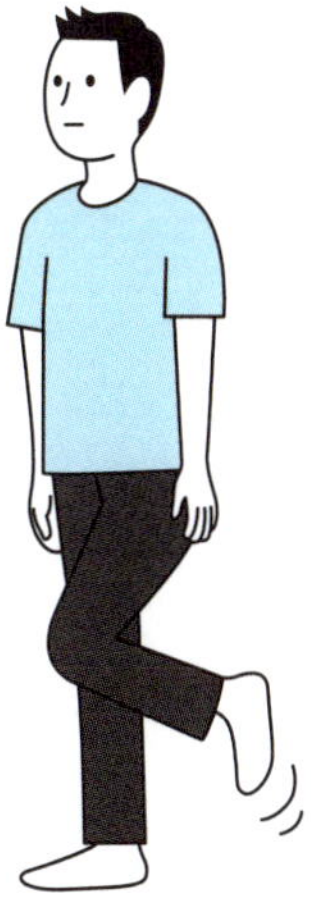

②交互に片足で立ってもらい、倒れたりよろけたりした足が異常

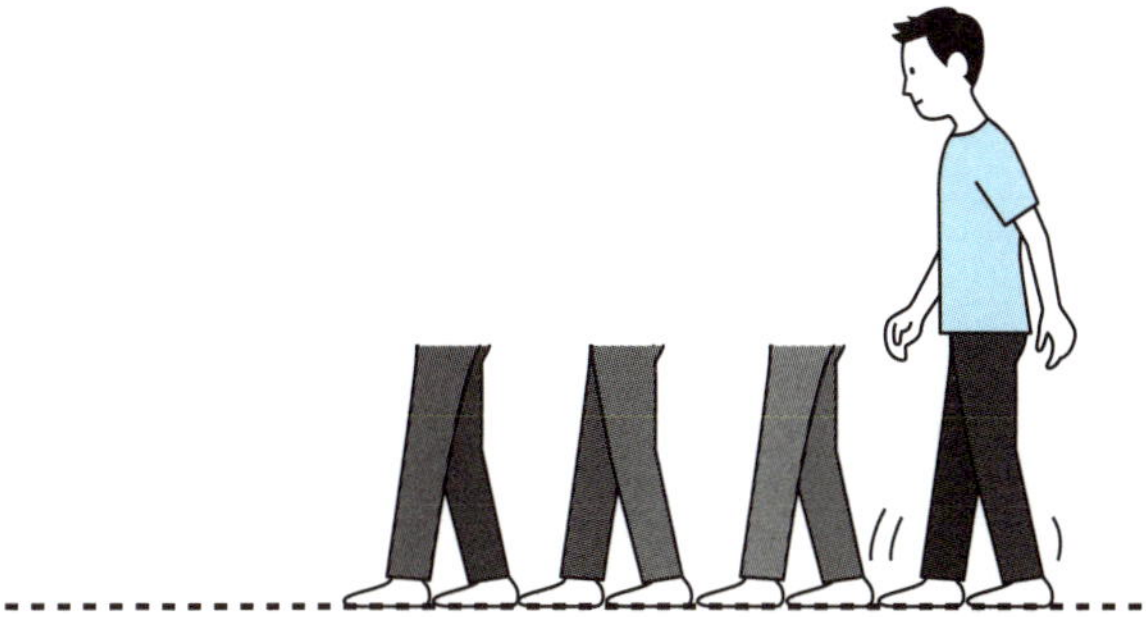

③一方のかかとを、他方のつま先に交互につけながら直線上を歩く

スムーズにいかず、倒れそうになれば異常。麻痺のほか、運動失調（バランスの悪さ）でも異常

第3章

いろいろなスポーツで起きる脳振盪

動き始めた各スポーツ団体

ここで紹介するデータは、独立行政法人日本スポーツ振興センター学校災害防止調査研究委員会による「学校の管理下における体育活動中の事故の傾向と事故防止に関する調査研究――体育活動における頭頸部外傷の傾向と事故防止の留意点――調査研究報告書」に掲載されているものです。

2005（平成17）年から2011（平成23）年度に災害共済給付（医療費）を行った中学校及び高校の体育活動（保健体育の授業及び運動部活動）による頭頸部の外傷のうち、被災当初の月給付額が3万円以上だった4396件を調査した結果です。

柔道

人との接触によるケガが約71％を占める柔道で、脳の出血が圧倒的に多いのが、大外刈りによるものです。大外刈りをかけられて畳の上に落ちるときに脳振盪を起こし、脳内に出血して死亡事故に至るケースです。

「やわらかい畳の上なら倒れても大丈夫」と思うかもしれませんが、落ちた衝撃で頭を揺すられると脳振盪を起こしますし、脳の出血（急性硬膜下血腫）も起きます。

柔道の技については、ダミー人形に技をかけてみて、それぞれの技で頭がどのように揺さぶられるかを研究する、動作解析のシミュレーションなどがよく行われています。

有段者は投げられた際に、頭を叩きつけられないようにヘッドアップして受け身をするため大事には至りません。また、投げる側も経験のある人だと、相手が叩きつけられるときに襟を持つため投げっぱなしにならず、投げられる側のダメージも弱くてすみます。

インターネット上にアップされている、柔道による脳振盪のシーンをいくつも見てみました。私の興味を引いたのは、海外での子供や若年層による柔道で、そのほとんどが投げっぱなしになっていることです。

柔道で脳に深刻なダメージを受けるのは初心者が多く、なかでも高校1年生が多数

柔道の頭頸部の事故発生数

	中1	中2	中3	高1	高2	高3	合計
体育の授業	9	21	25	31	28	14	128
運動部活動	47	73	39	75	63	24	321

「学校の管理下における体育活動中の事故の傾向と事故防止に関する調査研究」調査研究報告書（独立行政法人日本スポーツ振興センター学校災害防止調査研究委員会）より

を占めます。私が実際に相談を受けたケースは、やはり、初心者が先輩から続けて投げられたために急性硬膜下血腫になったものでした。

1983年から2015年のあいだに、いわゆる「学校柔道」の練習中に120人が亡くなっているという統計データが出ました。年に4人が亡くなっている計算です。

これを健康保険の「ハインリッヒの法則」に当てはめると、脳振盪を起こしている数はその10倍、100倍にはなるでしょう。

ハインリッヒの法則とは「1対29対300の法則」とも呼ばれており、「1件の重大事故の背後には29の軽度な事故があり、さらにその背景には300の異常が存在する」というものです。アメリカの損害保険会社で技術・調査部門に在職していたハーバート・ウィリアム・ハインリッヒが、ある工場で発生した労働災害約5000件を統計学的に調べ、計算した結果をもとにした法則です。

この数字に驚いた教育現場では、柔道の授業でほぼ受け身だけ教えて終わってしまう学校もあるようです。

どんなスポーツでも、転ぶときにさっと受け身ができれば、脳への影響は若干変わるのかもしれません。

練習時での対策

1. 授業などで初心者の指導の際、体格や体力差のない者同士を組み合わせる
2. 体力差や技能に差がある場合は、お互いのレベルに応じた技にする
3. 能力別にグループ分けをして練習する
4. 投げたほうは投げられたほうの頭が畳につかない高さに引き手を保持して安全の確保につとめる
5. 一緒に倒れ込んだり巻き込んだりせず、安定した姿勢で立って、投げられたほうが立ち上がるまで見届ける

柔道界でも積極的にさまざまな取り組みを行っており、公益財団法人 全日本柔道連盟では『柔道の安全指導（2011年、第3版）』を発行し、事故の防止や対処に努めています。

東海大学の先生は、日本体育協会やスポーツ振興センターなどで、柔道の事故を防ぐための初心者向け基本動作や練習プログラムを考えています。それがどの程度予防効果があるのかはまだわかりませんが、柔道界では今、一生懸命、予防に取り組んでいるのです。

そのなかから次ページに「柔道中の頭部外傷時対応マニュアル」を紹介します。これはほかのスポーツ競技においても応用できますので、ぜひ参考にしてください。

ラグビー

ラグビーの場合、日本チームが得意とする低いタックルで倒されるときでも、トレーニングを積んだ頑強な選手たちはみんな首がしっかりしているため、そのまま倒さ

柔道中の頭部外傷時対応マニュアル

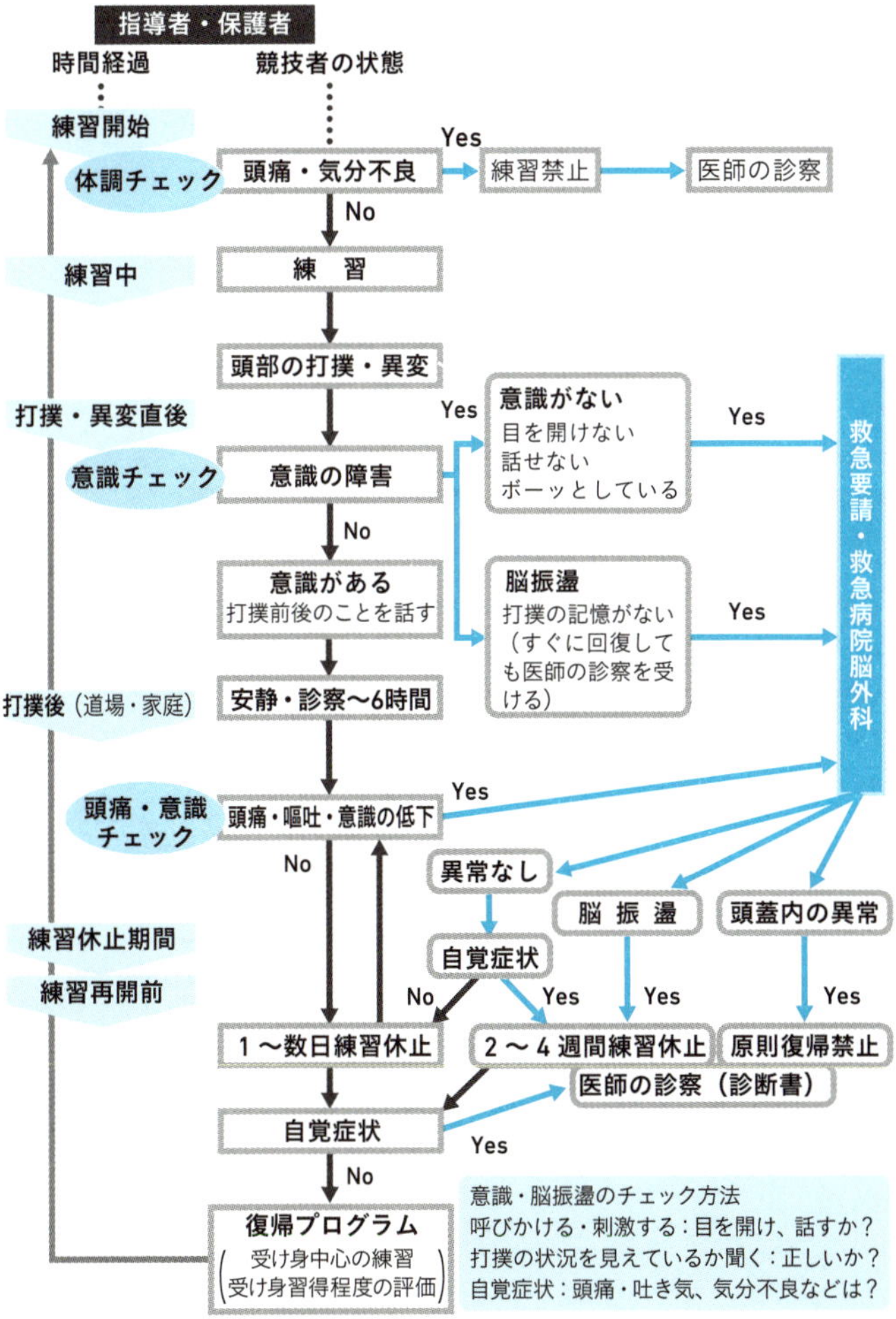

全日本柔道連盟『柔道の安全指導』より

れても大丈夫です。しかしそれが不意打ちだった場合、脳振盪を起こしやすいということなのです。

パントで上がったボールを取ろうとして、そちらに神経が集中しているときに背中から激しいタックルをされたり、足元をすくわれると、無防備のため脳振盪を起こしやすいのです。

また、ラグビーで事故が起きるのは、試合中より夏の合宿中が多いようです。私の手伝いをしてくれる早稲田大学大学院スポーツ科学科の先生が、ラグビー部の合宿がよく行われている長野県上田市の菅平の診療所に行き、2年続けて調査してくれたのです。

夏の猛暑とハードな練習で体力や集中力が落ちているため、特に合宿の後半に脳振盪を起こしやすいようです。

さらに菅平は過疎地域で、脳振盪を起こすような事故が起きても、いざというとき診療所から街へ降りるのにヘリコプターを呼んでもけっこう時間がかかるといいます。医療環境がよくないため、もしも頭のなかで出血が起きたら対応が難しいのが現状です。

ラグビーでは2005年～2011年まで、中学と高校での体育と部活動で577件の頭頸部のケガが報告されています（高校の部活動が圧倒的）。主な原因としては、人との接触が537件と93・1％を占め、タックルしたときと、されたときに、ケガをする確率が高くなっています。つまり、タックルされる側はもちろん、タックルする側も頭頸部を負傷しやすいということです。

タックルをされて転んで後頭部や側頭部を地面に強打する、タックルに入ったとき相手選手の肘や膝や腰、または味方選手の頭に強打するケースです。また、スクラムが崩れたり、組むタイミングが合わないときに頭部を強打したり、強制的に頸部が曲げられるというケースや、ラックで頭が下がった状態で飛び込んで頭部を地面に強打したり、ボールキープしている選手の上に複数の選手が殺到することでケガをするケースがほとんどです。

ラグビーを行う上ではいずれも避けられないものですから、しっかりとした対策が必要です。前掲した報告書から、それぞれ気をつけておきたいことを書き出しておきます。

タックルを受けた場合の受け身の訓練および習得や、スクラムやラックの際の基本姿勢を徹底することによって、ケガを少しでも防ぐようにしましょう。

タックルでの対策

1. タックルされて倒れるときの受け身の姿勢を練習する。倒れるときは顎を引いてヘソのあたりを見る。
2. 頸部の筋肉（上部僧帽筋）を鍛えて頭部から体幹をひと塊にする。
3. タックルするほうの肩と、同じ側の足で相手の支持基底面（両足の足底と、そのあいだの部分を合わせた面積のこと）に踏み込む。
4. 相手から目をそらさないで確実にタックルする。
5. 味方同士の衝突を防ぐために、頭からタックルに入るのではなく、まわりの状況を注意して互いにコミュニケーションをとる。
6. 相手の正面に立たないで、ボールのパスコースの内側からタックルし、頭は相手の臀部にいくようにする。

7. 自分の肩から胸にかかる部分で相手に向かう。両手でしっかり相手の足を抱えて細かく前にステップ（レッグドライブ）しながら倒す。
8. タックルを正面から受けない。そうすると受け身もとりやすくなり、タックルしてきた相手への衝撃も緩和される。

スクラムでの対策

1. 基本姿勢を重視し、体幹や頸部の筋力トレーニングをしっかりする。
2. フロントロー（最前線）の選手は、スクラムを組むときには頭を下げないで、しっかり自分の相手を見る。
3. 背中を伸ばして股関節より頭や肩関節を高くして構える。足を開いて前後差をつけて、基定面を広くして安定した構えを徹底する。
4. 相手より少しでも早く有利に組もうとせず、審判のコールをしっかり聞いて余裕をもって組む。

ラックでの対策

1. ボールをもっている選手は、無理のない姿勢でボディコントロールする。
2. サポートする選手は、頭や肩より股関節を低くした姿勢で入る。
3. サポートする選手は必ず相手や味方選手にバインドし、飛び込んだり頭を下げていかない。

脳振盪診断ソフト

スーパーラグビーでは、脳振盪が疑われる選手をピッチから出して、10分以内にHIA（ヘッド・インジュリー・アセスメント）で評価することになっています。

2015年ワールドカップでは、ニュージーランドの企業が開発した脳振盪評価用ソフトウェア「CSx」が使用されました。ピッチサイド、医務室、試合後の評価をクラウド管理でき、タブレットで記入・アクセスできます。

スーパーラグビーでも採用されるということですが、各選手の脳振盪の履歴やデータが初戦の前日に渡されたりするようになるのかもしれません。

２０１９年のラグビーワールドカップの開催地は日本ですが、どのようなハイテクを披露できるのか、私は期待を寄せています。日本には東芝、キヤノン、ＮＴＴなど一流企業がそろっているからです。たとえばＮＥＣは世界最高水準の顔認識技術をもっていますし、10秒間動画を撮って脳振盪の診断をするソフトなどはどうでしょう。

２０１１年のニュージーランド大会の総観客数約１４１万人のうち、海外から訪れた観光客は約13万人、テレビ観戦者数は世界２０７の国と地域で約39億人といわれており、ものすごい宣伝効果になるでしょう。

オリンピック向けの予算を少し回せば、コンタクトスポーツの安全のために官民が組んでいろいろできるのではないでしょうか。

アメリカンフットボール

アメリカンフットボールはラグビーと異なり、ボールをもっていない選手にもタックルすることができます。したがって、ボールをもっている選手を追っていたディフエンダーが死角からいきなりタックルされて吹き飛ぶというケースは多いのです。

ポジションとしては、ワイドレシーバーが捕球直後の無防備な状態からタックルされてケガをする場合が多いです。ランニングバックもランプレーごとにタックルされるため、ケガの多いポジションといえます。

アメフトは、1960年代には死亡事故が非常に多いスポーツでした。

次ページのグラフはアメリカでのアメリカンフットボールの年間死亡数の年次推移（青丸）と脳振盪の年間発生率（白丸）の推移です。60年代にはアメフトの死亡事故が年間40件近く発生していたことがわかります。

NFL元選手による集団訴訟

最近話題になったのは、全米フットボール協会（NFL）の元選手が起こした訴訟で和解勧告、つまりNFL側が事実上敗訴した事件です。

NFLの引退選手2000人近くにアンケートをとった結果、回答した選手のなかで3回以上脳振盪を経験したのは25％だったそうです。その25％を詳しく調べてみる

アメリカでのアメリカンフットボールの年間死亡数の年次推移（青丸）と脳振盪の年間発生率（白丸）の推移

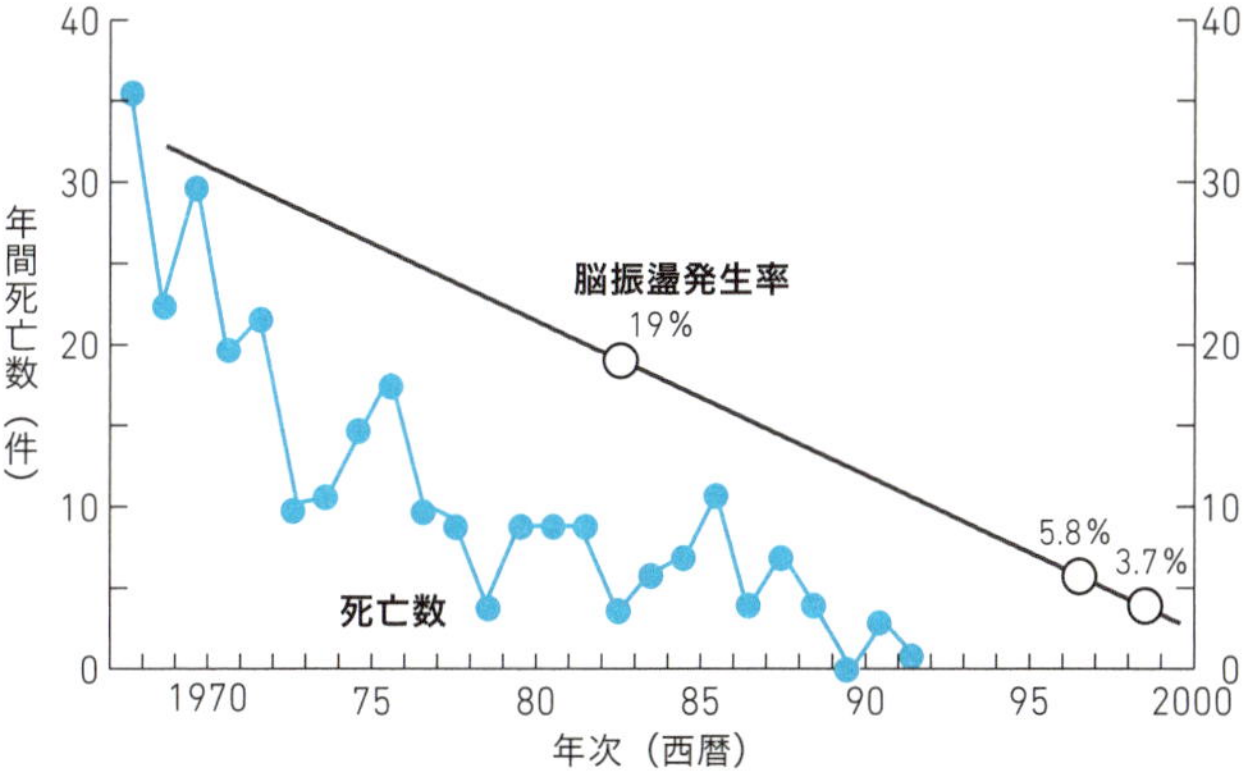

と、コンタクトのあるほかのスポーツのアスリートに比べ、認知症になる確率が約３倍というデータが出ました。

そのデータが正しいか正しくないかという水掛け論を約10年間行い、最終的にＮＦＬが約４５００人の現役選手と元選手に合計７億６５００万ドル（約９１５億円）の賠償金を払うことで和解が成立しました。これはアメリカの裁判所が、スポーツによる脳振盪の防御に対するＮＦＬの不手際を認めたと受け取ってもいいでしょう。

たとえば、脳に衝撃を受けて死んだ人の脳の細胞を調べても、スポーツで繰り返された脳振盪との因果関係は、まだ定かではありません。スポーツによる脳振盪の繰り返しが原因ではなく、たまたま認知症になったのではないかという話も依然としてあって、つまり科学的に完全な因果関係が証明されたわけではないのが現状です。

今回のNFLの和解は、スポーツによる脳振盪など脳の損傷の因果関係を認めることに一歩近づいた、ととらえることができます。

相次ぐNFL若手有望選手の引退表明

これらの経過にともない、選手たちの意識もだいぶ変わってきました。最近では、2015年にNFLの名門サンフランシスコ・フォーティナイナーズの有望な若手ラインバッカーのクリス・ボーランド選手（24歳）が、「健康な体で生活がしたい。自分なりに調べ、現役を続ける価値がないと判断したので引退する」とチームを去りました。彼は中学・高校でそれぞれ1回ずつ脳振盪を起こしており、今後の危険性を考えて引退を表明したそうです。

また、その1年後の2016年には、バッファロー・ビルズのラインバッカー、A・J・タープリー選手（24歳）も引退を表明しました。彼は2015年のシーズン中、15

試合でプレーして、脳振盪を3、4回起こしたそうです。

若手選手たちのこのような動きは、フットボール競技でたび重なる脳への打撃が、その後の人生に深刻な問題を生むという医学的な証拠が多くなり、慢性外傷性脳症についてよく知られてきたからだと思います。

これらの選手に関しては、巨額の契約金などが絡んでいて決断も大変だったと思います。しかしこれは、慢性外傷性脳症は予防していかなくてはいけないという、よい事例でしょう。

27歳から56歳（平均38歳）の40人の元NFL選手を調査した、北米神経学会の報告もあります。ほとんどの元選手がNFL引退後5年以内、NFLでの平均プレー年数は7年（2〜17年）でしたが、平均8回の脳振盪を経験しているそうです。また、元選手のうち12人が、診断レベル以下の頭部外傷を数回以上経験していたことがわかりました。

ちなみに、アメリカではアメフトの慢性外傷性脳症が問題になりやすいものの、日本では大きな問題となっていません。その差は、もしかすると日本ではアメフトのプレーを開始する年齢がアメリカに比して高いからかもしれません。つまり、日本では頭部への打撃の回数が少ないことが、発生を減らしている可能性があります。

いずれにせよ、現在までいろいろと調査をした結果、脳振盪と急性硬膜下血腫との関係が強いことがわかり、ＮＦＬでもルールを改正したり防具を改善するなど、さまざまな取り組みをしています。

ルールの改正イコール脳振盪の減少、つまり脳振盪予防のためにルールを改正することで、死亡事故も減らせるでしょう。これはほかのスポーツ、サッカーや野球のクロスプレーなどにも同じことがいえるのです。

さらに、ルール改正のほかに、今後はｆＭＲＩ（functional MRI　磁石の強い力＝磁場が働いているＭＲＩ装置を使って無害に脳活動を調べる方法）や、ＰＥＴ検査（微量の放射性物質を含む薬剤を注射し、心臓や脳などの体の中の細胞の働きを断層画像として測定する）、バイオマーカー（血液などの本人由来の物質から人体の状態を客観的に測定し、評価するための指標）のリサーチや器具の向上も急速に進むでしょうから、２０１９年、２０２０年には新しいコンセンサスが生まれていることでしょう。

ボクシング

私は過去30年あまり、プロボクシングのリングサイドドクターとして、選手の健康管理にたずさわってきました。リングサイドでつぶさに選手を見てきたわけですが、「アナウンサーや解説者、選手たちが、あのパンチが『効いた』と言うけれど、効くってどういうことだろう」と非常に基本的なことを疑問に思い、あるときに選手たちにアンケートをお願いしました。

効くパンチ＝見えないパンチ

632名が答えてくれたアンケートによると、効くパンチとは、「頭がボーッとする・足にくる・意識が一瞬消失するような一発のパンチ」でした。これらは明らかに脳振盪の症状ですから、つまり脳振盪を起こすようなパンチが「効く」パンチなのです。効くパンチ＝脳振盪を起こすパンチ、効かないパンチ＝脳振盪を起こさないパン

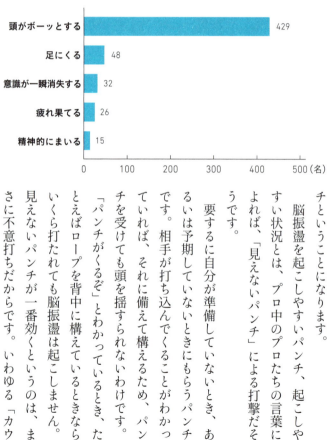

「効いた」とはどういうことかの質問への回答

「効いた」とはどういうことですか？

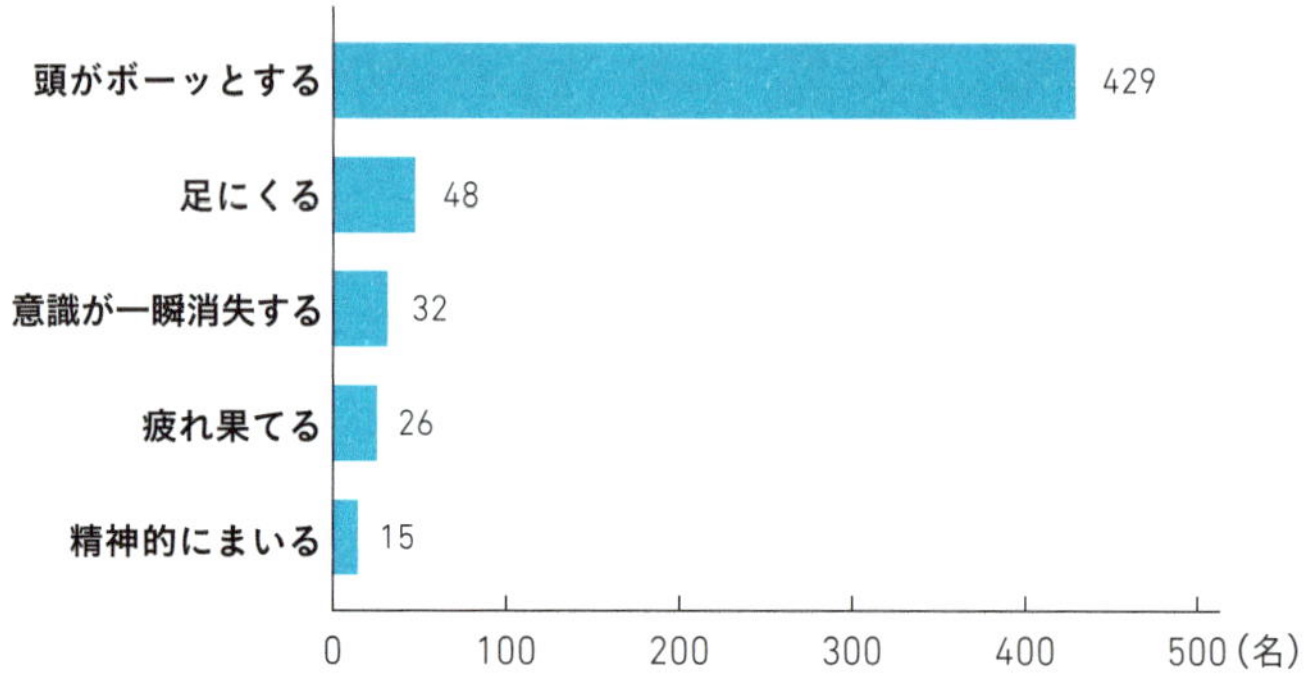

チということになります。

脳振盪を起こしやすいパンチ、起こしやすい状況とは、プロ中のプロたちの言葉によれば、「見えないパンチ」による打撃だそうです。

要するに自分が準備していないとき、あるいは予期していないときにもらうパンチです。相手が打ち込んでくることがわかっていれば、それに備えて構えるため、パンチを受けても頭を揺すられないわけです。「パンチがくるぞ」とわかっているとき、たとえばロープを背中に構えているときなら、いくら打たれても脳振盪は起こしません。見えないパンチが一番効くというのは、まさに不意打ちだからです。いわゆる「カウンターのパンチ」という、効くパンチでちょっとでも頭が揺すられると、脳振盪を起こすわけです。

予期せぬパンチ、つまり油断していて見えないところから衝撃がくると準備できないため反応もできない――これはスノーボードでもラグビーでも、どんなスポーツでも同じです。

アンケートでも、KOになるときは「一発のパンチによるもの」は262名もおり、「複数のパンチによるダメージの蓄積」の72名を大きく上回りました。KOするとき・されるときにフックとストレート、アッパーカットのどれが効くかという問いには、アッパーカットよりもサイドをかすめるようなフックのほうが効くという答えがほとんどでした。

これに関しては動物実験でもわかっていますが、横からの衝撃による頭の回転加速度が、一番ダメージが強いのです。その衝撃が一番脳の中でゆがみを起こしやすいわけです。アンケート結果は、なんだかその実験的事実を証明するようですね。

今まで30年以上にわたって詳細な公式試合の統計があるのですが、その膨大なデータを解析すると興味深いことがわかってきました。

クラス別試合数とKO率

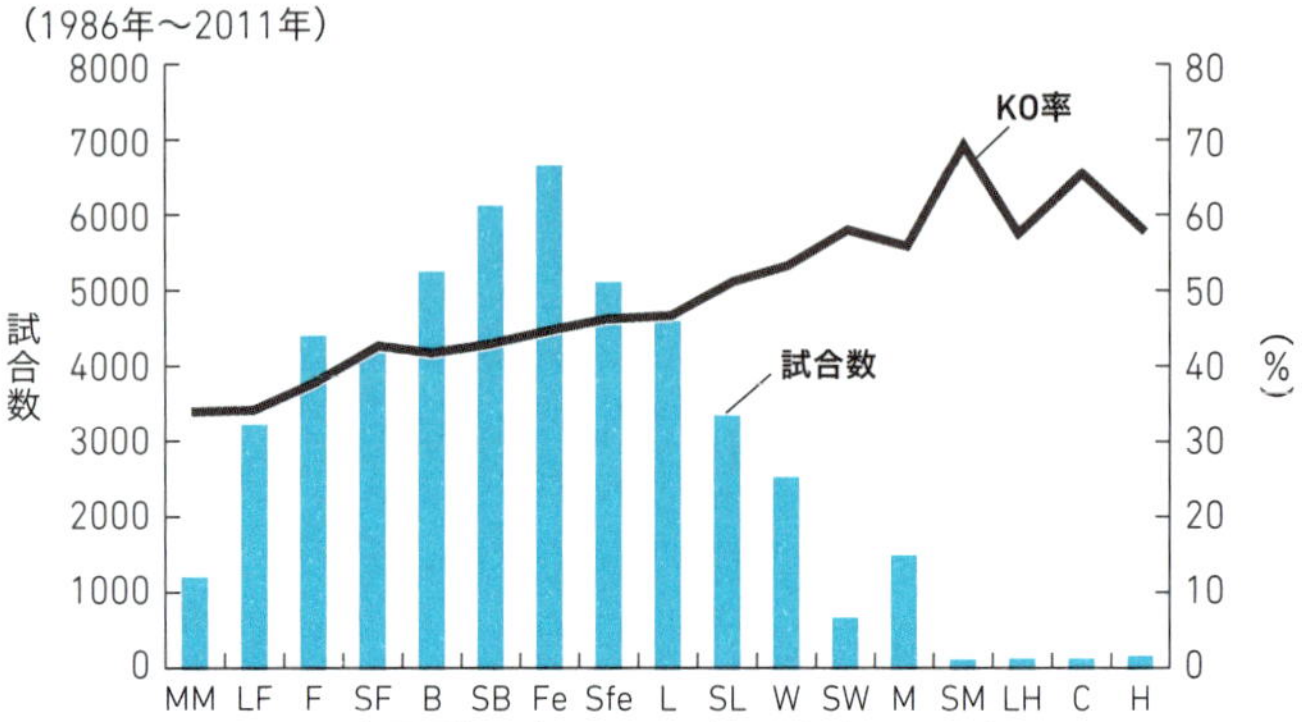

26年間平均KO率：44.1%（2011年度は45.5%）
MM（34.5%）、LF（34.8%）、F（38.1%）など軽量級で低く、
SM（65.6%）、C（65.2%）、H（58.8%）など重量級で高い

　ボクシングでは、キャリアを積む（腕が上がる）にしたがい、4回戦、6回戦、8回戦、10回戦と試合での予定ラウンド数が多くなっていきます。つまり、試合がうまい選手たちがだんだん長い試合ができるようになっていくわけです。KO率は平均すると40%前後ですが、10回戦が確かに高いです。階級別に見ても、やはり重いクラスになるにつれ、少しずつKO率も上がっています。

　ボクシングのエピソードとしてよく聞く話としては、ノックアウトされて負け、リング上で一応は起き上がってフラフラしながら降りてきて、控室で「僕は試合に負けたんですか？」という選手です。「そうだ」

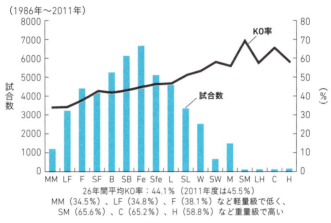

年間試合数とKO率

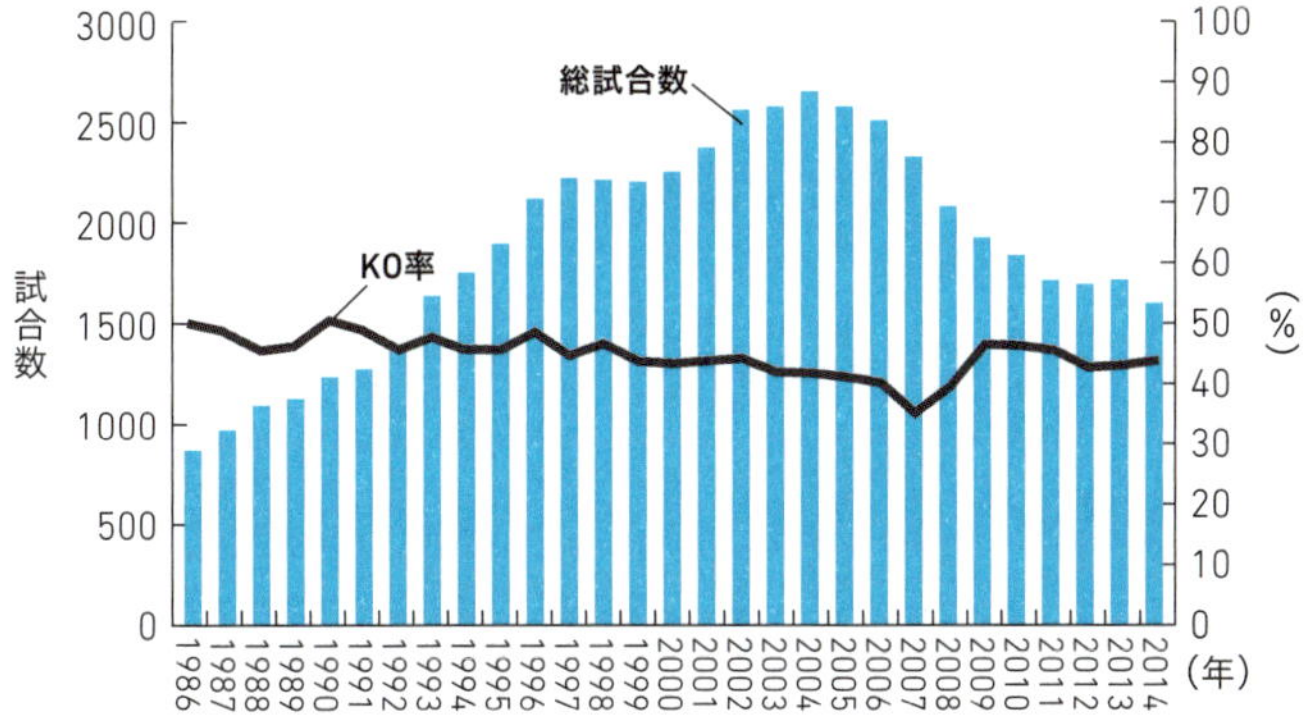

29年平均：54308試合／23908KO＝44.0％　1990年は1230試合／621KO＝50.5％
2007年は2320試合／815KO＝35.1％　2014年は1599試合／699KO＝43.7％

ラウンド別試合数とKO率

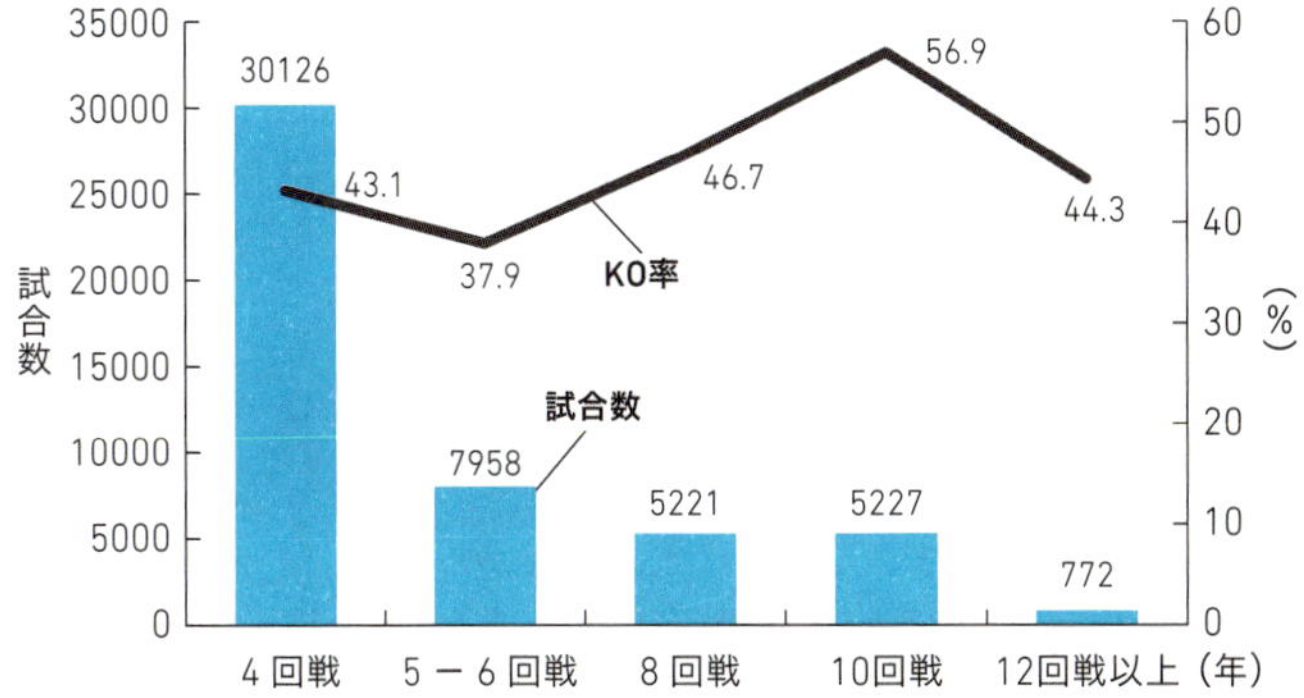

2011年のKO率　4回戦：44.5％　5・6回戦：46％　8回戦：45.4％
10回戦：47.1％　12回戦：58.5％

と言われて急にがっかりするわけです。このように、ＫＯされても全然覚えていない選手が多いのです。

パンチを受けて倒れ、選手が意識を失っているような場合、リングドクターはすぐに駆け寄って顎を持ち上げ、気道を確保して空気を通りやすくする処置をします。脳振盪を起こしている最中は、呼吸もうまくできなくなるからです。

ＫＯイコール出血を起こす可能性があるということですから、予防のためのさまざまな努力がなされてきました。

グローブを大型化してダメージをやわらげようとしたり、計量を試合当日の朝ではなく前日に行って、少しでも試合当日のコンディションが整えられるようにするなどです。15ラウンドだった世界戦も、12ラウンドにして試合時間を短くしました。

また、以前は採点に加わっていたレフリーを、選手たちのケアだけに集中させるため、採点から外しました。

立ったままロープを背負って打たれっぱなしの場合は、ダウンと同じ扱いでＫＯ負けとして試合を中止にするノースタンディングカウントを採用するなど、さまざまな工夫をしています。

ちびっこボクシングの危険性

「脳振盪の繰り返しは、頭にとってよいことではない」という観点から、ボクシングで私が今いちばん危惧しているのが、小学生からの「ちびっこボクシング」です。

プロボクサーを育成するボクシング協会は、「プロになるのは何歳以上」と決めていましたが、自分たちもボクシングの普及に努めたいわけです。そのためレディースボクシングなども始められているわけですが、それと同じように、子供たちにボクシングを教えてレッスン料をもらいながら、将来有望な、可能性のあるジュニア選手を育成しようというのです。

たしかに、どんなスポーツでもジュニアのうちからやったほうが上達します。卓球でもゴルフでも、小さい頃からジュニアで活躍している選手のほうが上にあがりやすいでしょう。ボクシングもそれと同じで、子供でも非常にうまくなっており、アマチュアボクシング大会でも、ちびっこボクシングはけっこう行われ、どんどんレベルが高くなっています。

しかし、私たち医者は、将来的に慢性外傷性脳症（P.32）になる可能性があるのではないかと心配しているのです。

ボクシングで慢性外傷性脳症を起こしやすいのは、引退年齢が高い人です。つまり、KOされた回数が多いとか、総試合数が多いなど、要するに殴られている回数が多いほど起こしやすいわけです。ボクシングは始めてから引退まではそんなに長くありません。17〜18歳くらいから、だいたい30歳ちょっとくらいまでで、最長15年くらいでしょうか。10歳から始めたら、かなり長いあいだ（20年以上）ボクシングをすることになります。

たとえば、「50試合やったら慢性外傷性脳症になる」とは言えませんが、「ならない」とも言えません。ただ、ボクシングでは引退年齢が高い、つまり経験数が多いと慢性外傷性脳症になりやすいということを考えると、子供にボクシングをやらせて本当に大丈夫なのか、という疑問を、私たち医者はもたざるを得ないのです。

サッカー

サッカーでの脳振盪は比較的多く、JリーグのJ1・J2だけでも年間約15人は脳振盪を起こしています。頭を切るなどといった頭部のケガ130のうち、約10％が脳振盪です。

高校サッカー選手権でも、47試合中25名ぐらいが脳振盪を起こしています。この数字を平均とするなら、何年もさかのぼってみると、試合に出場した20～30％の人は脳振盪の経験者だったといわれています。

サッカーで頭を打つというと、みなさんはヘディングを想像するかもしれませんが、そうではありません。それよりも肘や蹴りによる打撃がほとんどです。ボールを蹴るつもりがヘディングに入ってきた相手の頭を蹴る、飛び上がったときの肘で相手の頭を打つなどで、半分以上は空中での衝突といわれています。

先日、私の勤める病院に入院した選手は、すぐ近くで蹴られたボールが頭に当たって意識を失い、急性硬膜下血腫ができてしまいました。幸い命に別状はなかったのですが、これは「頭へのボール」とはいえ、ヘディングではなく不意打ちになるわけです。

3分間ルール

ＦＩＦＡ（国際サッカー連盟）は２０１５年、「3分間ルール」を定めました。倒れた選手がいたら、その選手がピッチ上で脳振盪を起こしたかどうか3分間診断できる権限をチームドクターに与えたのです。ドクターが「問題なし」と判断した選手に限り、試合に復帰させてよいというルールです。

ＦＩＦＡがこのような処置に踏み切ったきっかけの一つが、２０１４年にブラジルで行われたワールドカップの決勝での出来事です。その試合でドイツのクリストフ・クラマー選手が脳振盪を起こしました。そのときクラマー選手が審判に「この試合はワールドカップのファイナルマッチなの？」と尋ねたそうです。その審判はドイツチームの監督に進言し、クラマー選手は交代しました。それが「3分間ルール」のきっかけの一つだといわれています。ＦＩＦＡは以前から、このルールについて検討していたようです。

それまでは、脳振盪を起こしたときは24時間休むという世界基準があっても、結局本人が「やりたい」と言い、コーチやスポーツペアレンツ（スポーツをする子供をもつ親）が「やれやれ、いけいけ」と判断すればプレーを継続していました。医者には何の権限もなかったのです。

それが、監督やコーチ、選手本人ではなく、医者自身が選手だけを見て「脳振盪だからこの試合は退場して24時間休みなさい」と言えるようになったのです。

日本のサッカー協会も「3分間ルール」を採用する方向です。それを決める会議に出席した際、集まったJリーグなどに帯同している医師たちがみんな喜んでいたのが印象的でした。

ヘディングは危険か

アメリカのサッカー連盟（USSF）では、サッカーのジュニア（10歳以下）はヘディング禁止になりました。ヘディングをすると脳に悪影響を及ぼすという説があるからです。12歳までは練習方法を十分に検討するとも規定されています。

しかし、FIFAは現時点でヘディング禁止を採択していません。なぜなら、目的をもって自ら行うヘディングは問題ないと考えられているからです。サッカーでのケガの約70％が人との接触で、転倒およびボールや設備との接触がそれぞれ約10％でした。

サッカーでの脳振盪はヘディングではなく、前述したように空中で衝突して肘が当たったり、フィールドに落下した際に起こすケースがほとんどなのです。サッカーのヘディングをやりすぎると認知症になるという確証は、エビデンスレベルでは高くないという報告があり、ＦＩＦＡもヘディングのやりすぎに関しては特に禁止していないのです。

一方、オランダとノルウェーで、ヘディングをやりすぎると認知症になるというデータが、１９９０年代後半から出されています。やりすぎで害が出るのならジュニアは禁止しよう、ということになったのです。まして重いボールだと衝撃力は高まりますから、ヘディングは禁止されます。オーストラリアでは禁止ではないのですが、12歳以下は練習のプログラムにヘディングを入れることについては慎重のようです。

ただ、ヘディングを何十発もやったあとで脳振盪かどうかを測るテスト「Cogstate Sports」や「ImPACT」の成績が悪くなるというデータもあります。

私たちは、成蹊大学理工学部の弓削《ゆげ》康平教授の研究室と共同で、ハイスピードカメ

脳振盪評価テストImPACT

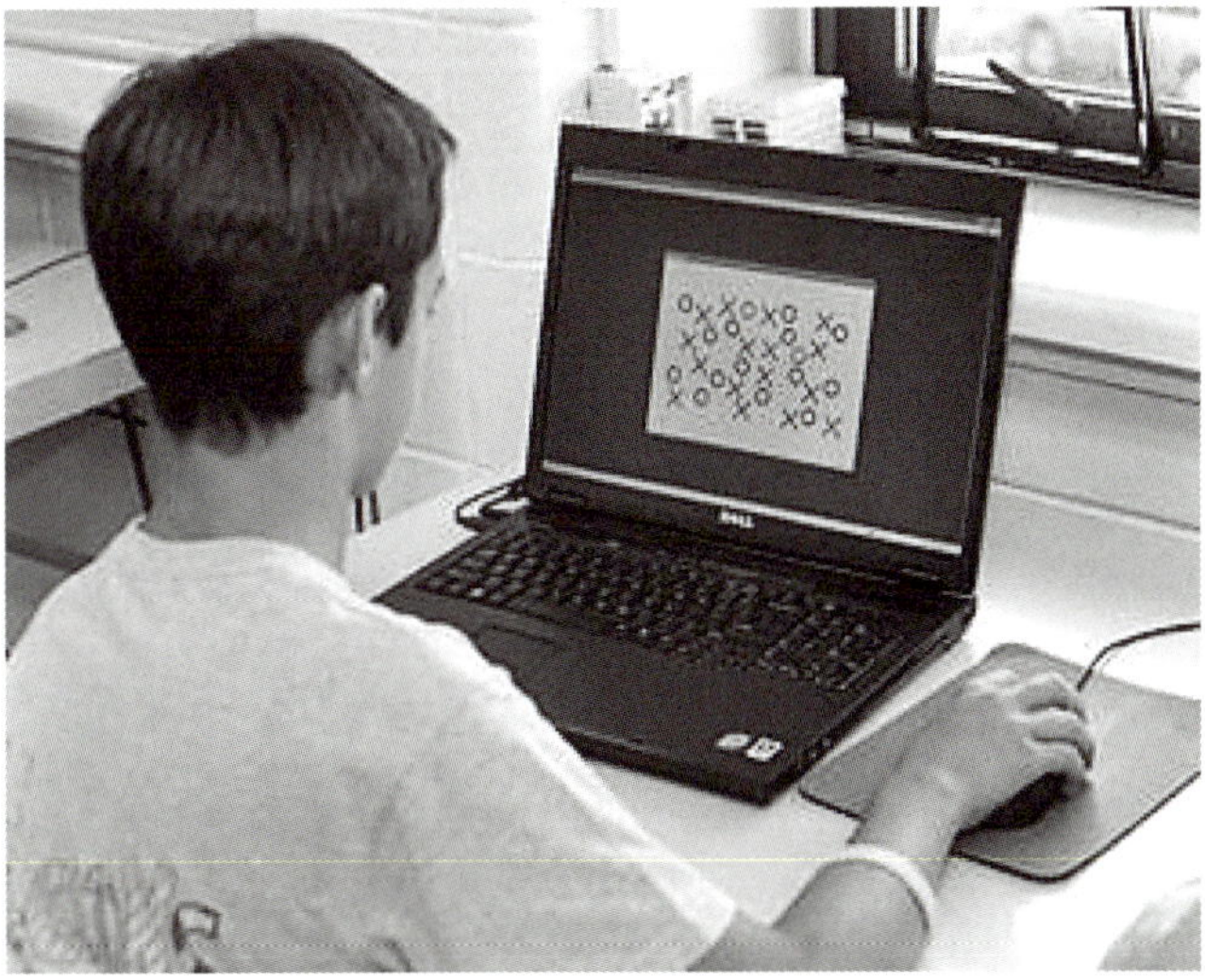

(https://www.impacttest.com/)

ヘディング時のボールのスピード、頭の動きから、脳へのエネルギーを算出

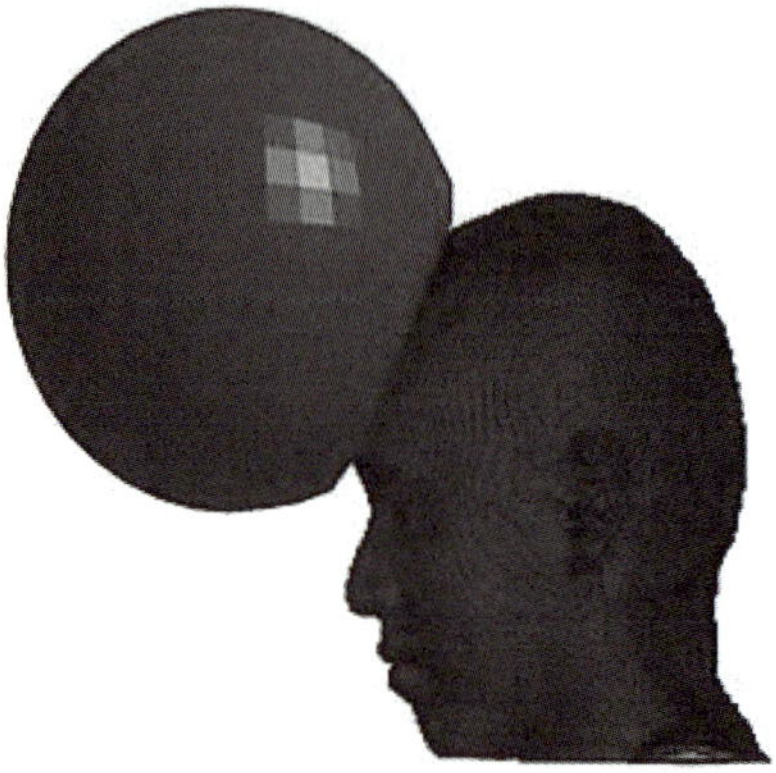

ラでの撮影などからヘディング時のボールのスピード、頭の動きから、脳へのエネルギーを算出しました（上や左ページ上の図などはそこのデータをお借りしたものです）。

現場に赴き、大学生のトップレベルの選手の、サイドからのセンタリングのボールをヘディングする直前のスピードを観察したところ、だいたい時速55キロメートルくらいで、ヘディング後は時速40キロメートル程度でした。

頭にぶつかっている時間は短く、1000分の10秒程度です。そこから、頭へのエネルギーを計算し、ヘディングの際の脳への力や脳内のゆがみ（脳振盪に関係するのではと考えられる）をシミュレーションして

ヘディングの際の脳への力や脳内のゆがみをシミュレーション

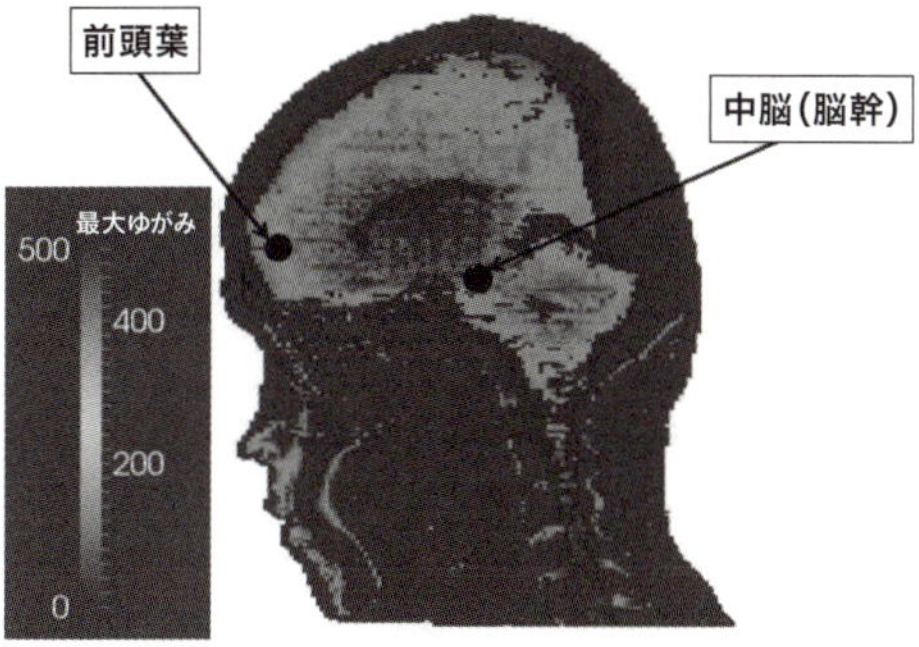

前頭部でヘディングした際に前頭葉と中脳(脳幹)に起きるゆがみを想定したところ、中脳に大きなゆがみが長く続くことが確認できた

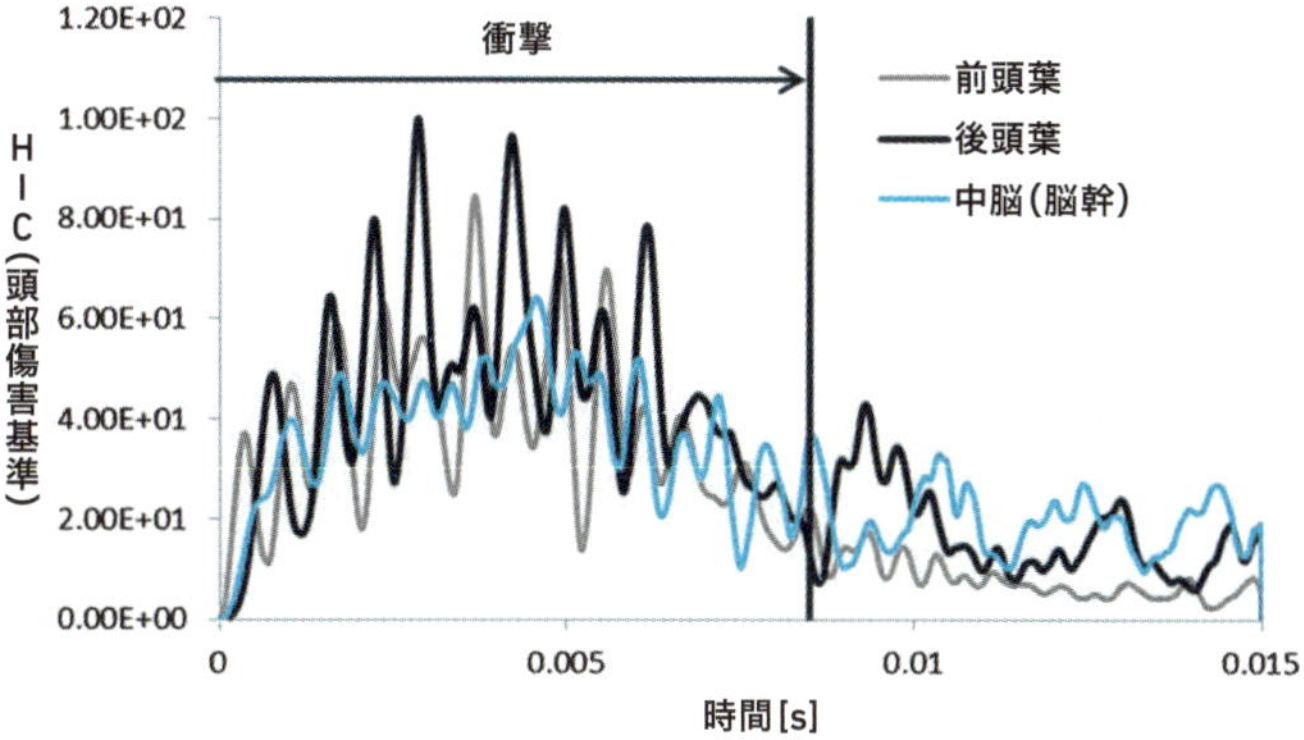

子供のヘディングを想定した、脳の部位のゆがみのシミュレーション

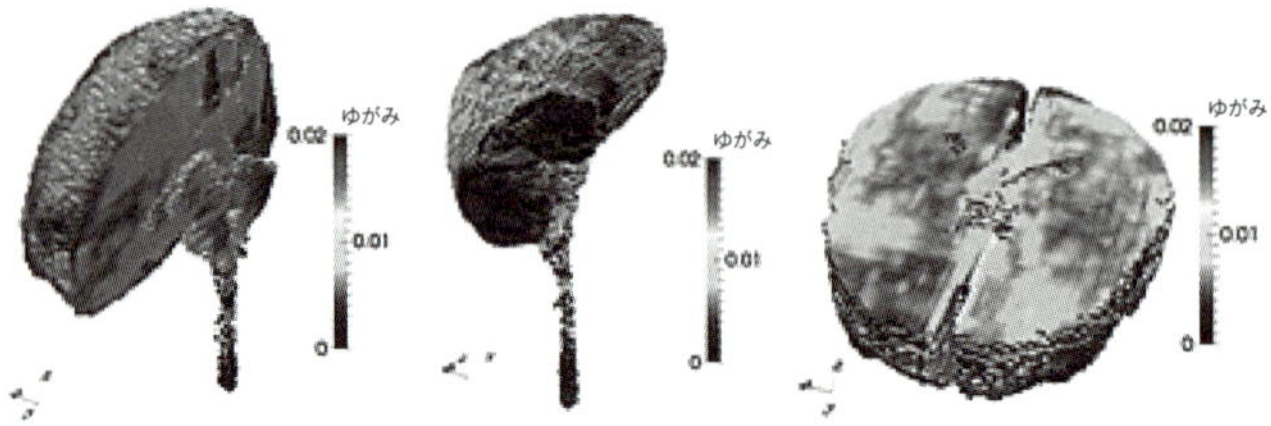

左が右脳を斜め前から見たところ、中央が右脳を斜め後ろから見たところ、右が脳を水平に切り観察したところで、色の濃い部分で最大のゆがみが起きている

観察してみました。すると、前ページの下図のように、ボールが離れてからもしばらく（1000分の15秒くらい）は脳が揺れているようです。不思議ですが、頭をぶつけた前頭部よりも、後頭部や脳幹に変化が生じているようでした。

ただし、そのエネルギーは、交通事故などで算出されている脳へのエネルギーよりもケタ違いに少ないものであることがわかりました。さらに、ゆがみについても、脳へのダメージが加わる可能性があるといわれている値の3分の1程度でした。

ヘディングをする場所も問題がありそうですが、ヘディングは前頭部で行った場合のほうが側頭部で行う場合より、脳への衝撃は少ないようでした。これも興味深いデータかと思います。今後ももっと詳細に検討していきます。

また、子供のヘディングは重要な問題ですので、別に研究を行いました。ジュニアは4号球というボールを使うので、このボールを子供の頭を考慮し、同じような条件でヘディングを想定してシミュレーションを行ってみました。

すると脳への影響は、子供用のボールを使用している限りでは、より軽度であるような結果が得られました。前ページの図がその研究の一部です。脳内の限られた部位にのみ、わずかなゆがみがあったようですが、数値的には軽いものと考えられました。

サッカー現場でのトラブルの対応

日本サッカー協会のスポーツ医学委員会が作成した、Jリーグに向けた脳振盪に対する指針を次のページより紹介します。これはサッカーのみならず、ほかのスポーツにもあてはまることですから、ぜひ参考にしてください（公益財団法人　日本サッカー協会HPより）。

1 ピッチ上での対応

ピッチ上で頭部外傷をこうむった可能性がある選手に対する対応は、以下の順序で行うのが望ましい。

- 呼吸、循環動態のチェックをする。
- 意識状態の簡単な確認後、担架などでタッチラインへ移動させる。この際、頸部の安静には十分に注意する。現在は「3分間ルール」が採用されるので、まずはピッチ上で脳振盪か否かを判断し、判断に迷い3分経った場合には、タッチラインで検討する。
- 簡易的な脳振盪診断ツール（※本書P．108）などを用いて、脳振盪か否かを判断する。これは、チームドクターによる診断が望ましいが、不在の場合にはAT（アスレティックトレーナー）などが代行する。
- 診断ツールで脳振盪が疑われれば、試合・練習から退くべきである。短時間のうちに回復したとしても、試合復帰は避けるべきである。

2 24時間以内の対応

脳振盪が疑われた場合、短時間で症状が回復した場合も含めて、以下のような手順で選手を扱うのが望ましい。

- タッチライン沿い、ベンチ、控室などで休息をとる。この間はチームドクターあるいはATなどが頻繁に選手の状態をチェックする。可能であれば、SCAT2を用いて脳振盪の状況を客観的に評価する。
- 受傷時に数秒単位以上の意識消失や健忘があった場合には、たとえ意識が正常に復したと思われても病院へ搬送をすることが望ましい。
- 頭痛、吐き気、嘔吐などが新たに出現してきたり、一向に改善しない、あるいは悪化するようであれば、専門施設へ搬送する。これは脳振盪に併発し得る急性硬膜下血腫などの外傷性頭蓋内出血の可能性を考慮してのことである。
- 経過が良好のときは帰宅を許可するが、24時間以内は単独での生活は避け、のちに頭痛、吐き気などが生じた場合には即座に病院を受診するよう指導する。

スポーツ現場における脳振盪の評価

以下の症状や身体所見がひとつでも見られる場合には、脳振盪を疑います。

1. 自覚症状

以下の徴候や症状は、脳振盪を思わせます。

意識消失	素早く動けない
けいれん	霧の中にいる感じ
健忘	何かおかしい
頭痛	集中できない
頭部圧迫感	思い出せない
頸部痛	疲労・力が出ない
嘔気・嘔吐	混乱している
めまい	眠い
ぼやけてみえる	感情的
ふらつき	いらいらする
光に敏感	悲しい
音に敏感	不安・心配

2. 記憶

以下の質問（競技種目によって多少変更してもかまいません）に全て正しく答えられない場合には、脳振盪の可能性があります。

「今いる競技場はどこですか？」

「今は前半ですか？　後半ですか？」

「最後に得点を挙げたのは誰（どちらのチーム）ですか？」

「先週（最近）の試合の対戦相手は？」

「先週（最近）の試合は勝ちましたか？」

3. バランステスト

「利き足を前におき、そのかかとに反対の足のつま先をつけて立ちます。体重は両方の足に均等にかけます。両手は腰において目を閉じ、20秒のあいだその姿勢を保ってください。よろけて姿勢が乱れたら、目を開いて最初の姿勢に戻り、テストを続けてください。」

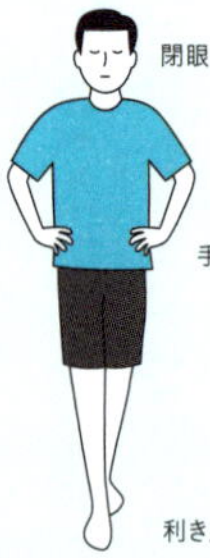

目を開ける、手が腰から離れる、よろける、倒れるなどのエラーが20秒間に6回以上ある場合や、開始の姿勢を5秒以上保持できない場合には、脳振盪を疑います。

脳振盪疑いの選手は直ちに競技をやめ、専門家の評価を受けましょう。ひとりで過ごすことは避け、運転はしないでください。

Pocket SCAT2（Concussion in Sports Group, 2009）を一部改変
監修：日本脳神経外傷学会　日本臨床スポーツ医学会

3 復帰へのプログラム

脳振盪と診断あるいは疑われた場合には、すぐに練習に復帰せず、次ページの表のような段階的プログラムを組んで復帰をする。

- まず、十分な休息ののち、頭痛など脳振盪に関連がありそうな症状がないことを確認後にステージ2へ移行し、徐々にステージをあげ、ステージ6を試合復帰とする。各ステージには最低1日を費やすこととする。
- 各ステージにおいて脳振盪関連の症状が出現した場合には、改めて24時間の休息をとり（ステージ1）、症状が生じていなかったステージから再開する。
- 判断に迷う場合には、復帰へのプログラムの早い時期に専門医を受診することが望ましい。

野球

2015年に大リーガーの青木宣親選手が脳振盪を起こしたあとの映像をテレビで見ましたが、少し元気がない感じでした。

脳振盪からの段階的復帰

ステージ1	活動なし	体と認知機能の完全な休息
ステージ2	軽い有酸素運動	最大心拍数70％以下の強度での歩行、水泳、室内サイクリングなど抵抗のないトレーニング
ステージ3	そのスポーツに関連した運動	ランニングなどのトレーニング。頭部への衝撃となる活動は控える
ステージ4	接触プレーのない運動	パス練習などのより複雑な訓練で運動強度を強めていく
ステージ5	接触プレーを含む練習	医学的チェックで問題がなければ通常練習を行う
ステージ6	競技復帰	通常の競技参加

追記
本指針は、スポーツ関連脳振盪の管理に携わる者を対象として、現段階において、もっとも適切と思われる知見にもとづいてガイド的な役割を示したものであり、実際には個々の管理はおのおのの事例や環境に即して行うべきでしょう。

彼は右の側頭部にデッドボールを受け、試合後に吐き気をもよおしたそうです。その3日後の試合で復帰したものの、異状を訴えて途中で交代しています。違和感はその後も続いたそうで、「自分の体はどうしたのか？　今でも朝起きてそう感じることがある。日によって気持ちに浮き沈みがあり、なんだか違うという状態が続いている」とコメントしています。

「なんだかおかしい」とは、脳振盪を起こした人がみんな訴える症状で、頭痛やめまいなどのほかに、すっきりしない、「デイズ」といわれる霧の中にいるような感じがする、星のようなものがチカチカ見えるなど、不思議な自覚症状が脳振盪の症状にあるのです。

本塁クロスプレーの禁止

このように、野球はデッドボールが注目されがちですが、実はハイスピードでの衝突で脳振盪が起きるケースが多いのです。決して直接頭を打つことがなくても、ホームベース上の衝突や、打球を追いかけてフェンスや外野手同士が衝突するケースです。

アメリカのメジャーリーグ（MLB）でも選手が慢性外傷性脳症を起こし、鬱状態や認知症になったという例が報告されています。

NFLの事実上の敗訴を受け、脳振盪に対する認識を改めたメジャーリーグでは、2014年からベース上でのクロスプレーや衝突が禁止になりました。日本でも、2013年にはアマチュアでは内規として禁止されていましたが、2015年のプレミア12のときから正式にルールで採用されました。さらに日本のプロ野球でも、日本野球機構が正式にベース上でのクロスプレーを2016年から禁止としました。

本塁のクロスプレーでも、ボールをもっていないキャッチャー（またはカバーに入った野手）のブロックが禁止になりました。キャッチャーは走者の走路を妨げる位置、つまりホームベースの三塁側に立ったり、膝を落とすことが許されなくなったのです。ブロック禁止ですから、基本的に「追いタッチ」になる形になります。

このルールによって、本塁での衝突を避けることになるわけです。フライを追いかけていって壁にぶつかるリスクはまだありますが、本塁のブロックによるクロスプレーの禁止がルールで採用されれば、衝突による脳振盪はだいぶ減るでしょう。

きわどいクロスプレーが醍醐味といえば醍醐味ですから、「横に逃げるのはつまらな

野球の本塁クロスプレー

ホームベース上の衝突

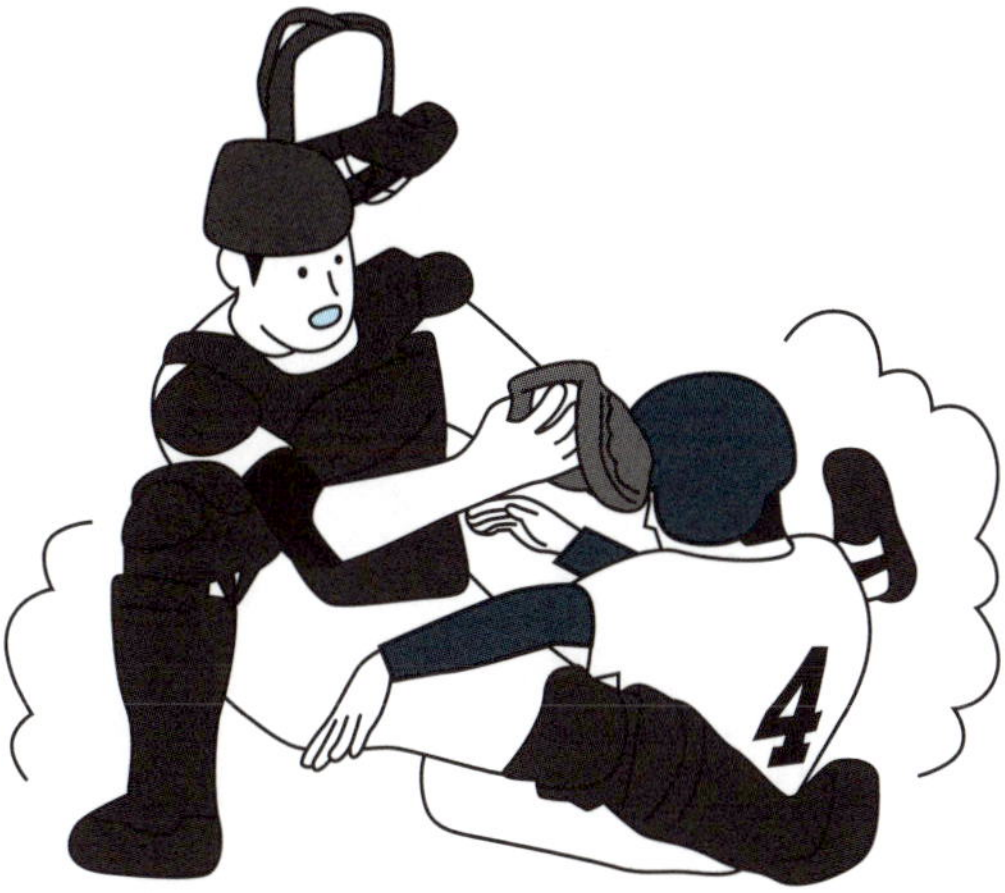

「追いタッチ」になる形に

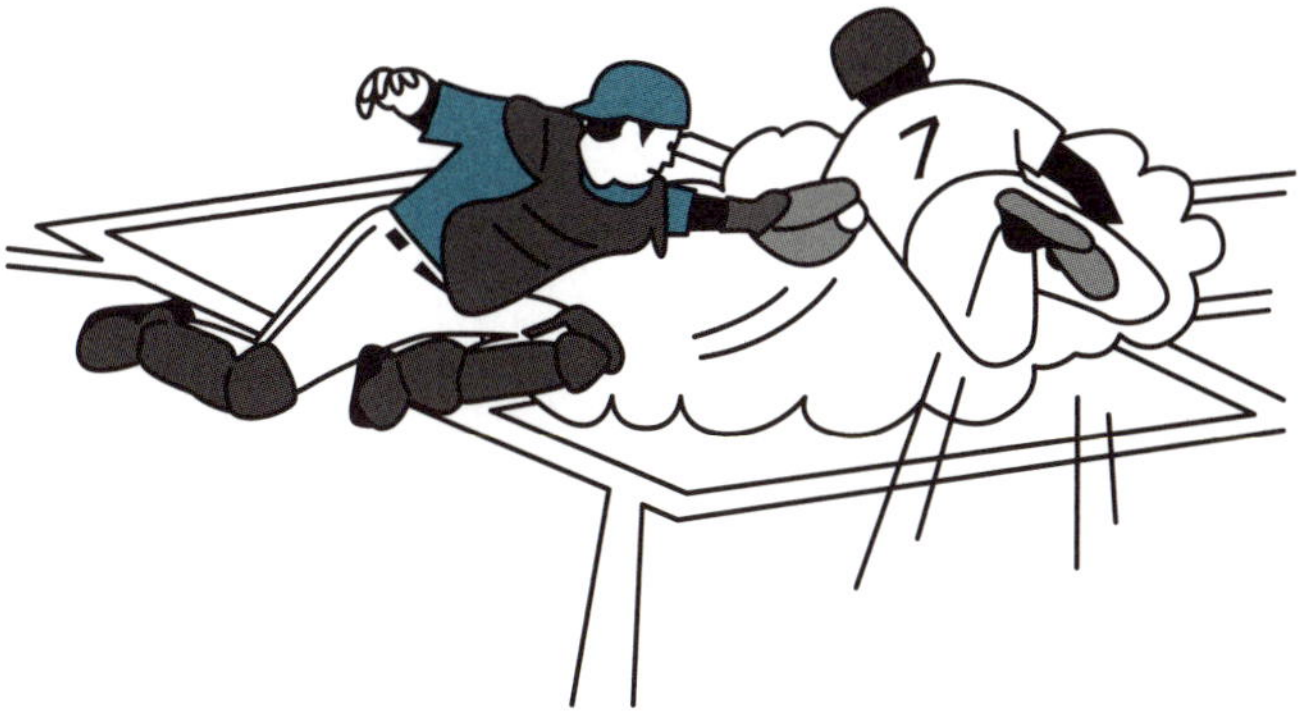

い」という意見もありましたが、見るほうはつまらなくても、選手にとっては選手生命にもかかわることです。

ウィンタースポーツ（スノーボード・スキー・アイスホッケー・フィギュアスケート）

レジャーの要素の濃いウィンタースポーツは、正確なデータがあまりありません。私たちが1年間だけ、スポーツでケガをして来院した人を調べたことがあります。「病院でちょっと経過を見ましょう」といった、1泊2日程度の軽症から、やや中傷および重傷のケガをした患者さんの統計を、全国レベルの病院で集計したものです。

事故が多いのはスノーボード

その結果、1年間で275件のスポーツ関連のケガがありました。そのうち3分の1近くの100名がスノーボードとスキーなどのウィンタースポーツで、いちばん事故が多いのがスノーボードです。実はスノーボードでは、驚くことに年に1、2名は亡くなっているはずです。

次ページのグラフ1は、すべての頭部外傷のスポーツ別の件数です。

そのなかで、致死的になり得る急性硬膜下血腫は、グラフ2のような件数でした。

スキーでは滑降して固いものにガツンとぶつかるケースで、スノーボードは新雪などに投げ出されて頭を揺すられるというパターンです。

単年度の調査ですから、あまり正確なことはいえないかもしれませんが、このように私たちが調べた限りでは、ケガのうちの約3分の1くらいは、教育現場外のいわゆるレジャースポーツであるウィンタースポーツで起きているといっていいでしょう。

特にスキーやスノーボードは山の中ですから、悲惨な現場を知っているのは山間部の先生方くらい、という地域性も調査の妨げになっています。

本書で「怖い」「怖い」と繰り返している急性硬膜下血腫は、ウィンタースポーツでは半分がスノーボードによるものでした。このことから、やわらかい新雪に落ちるだけで重篤なケガになりうるということは、1年だけのデータでもわかると思います。

また、ウィンタースポーツのケガでは、やり始めて2年目、3年目のちょっとスピ

グラフ1：すべての頭部外傷のスポーツ別の件数

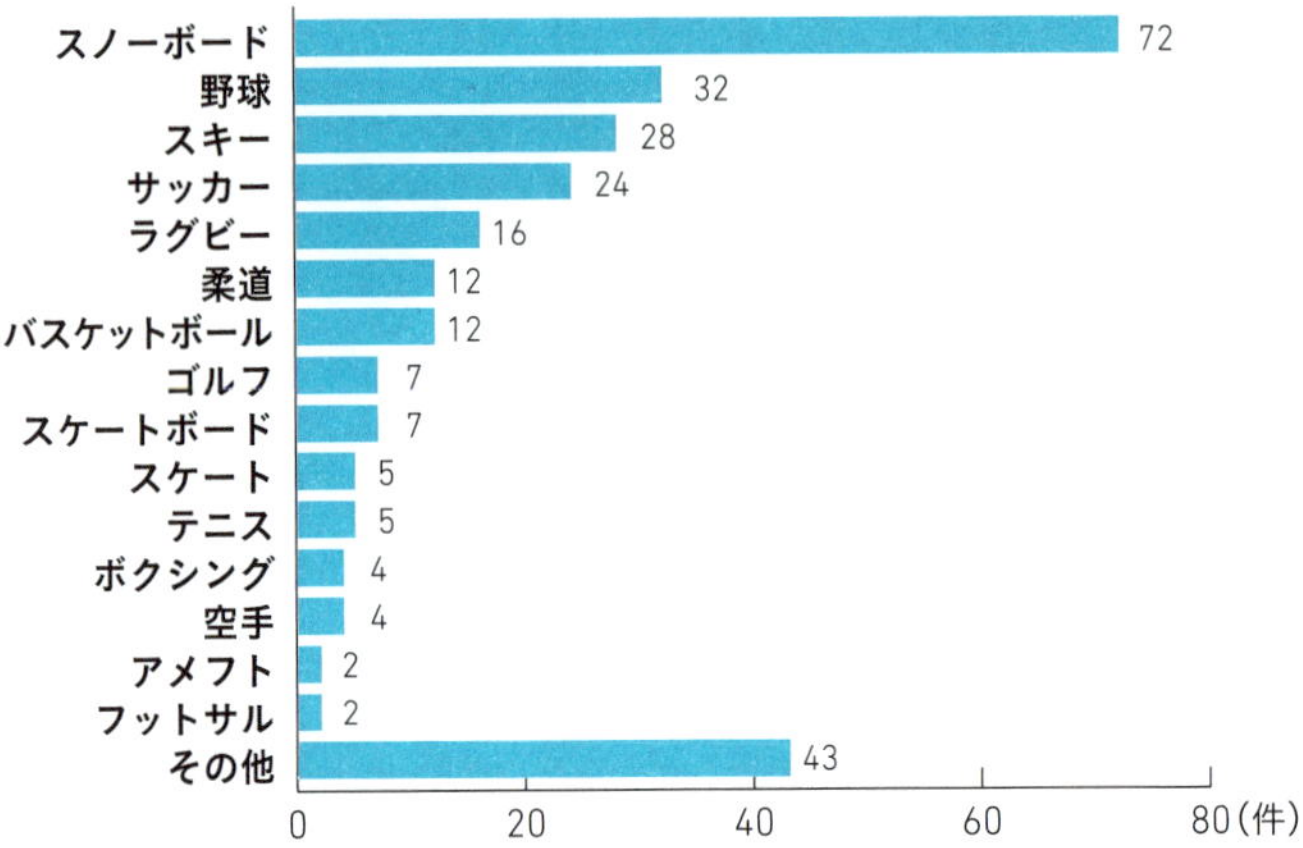

グラフ2：頭部外傷中の、急性硬膜下血腫の件数

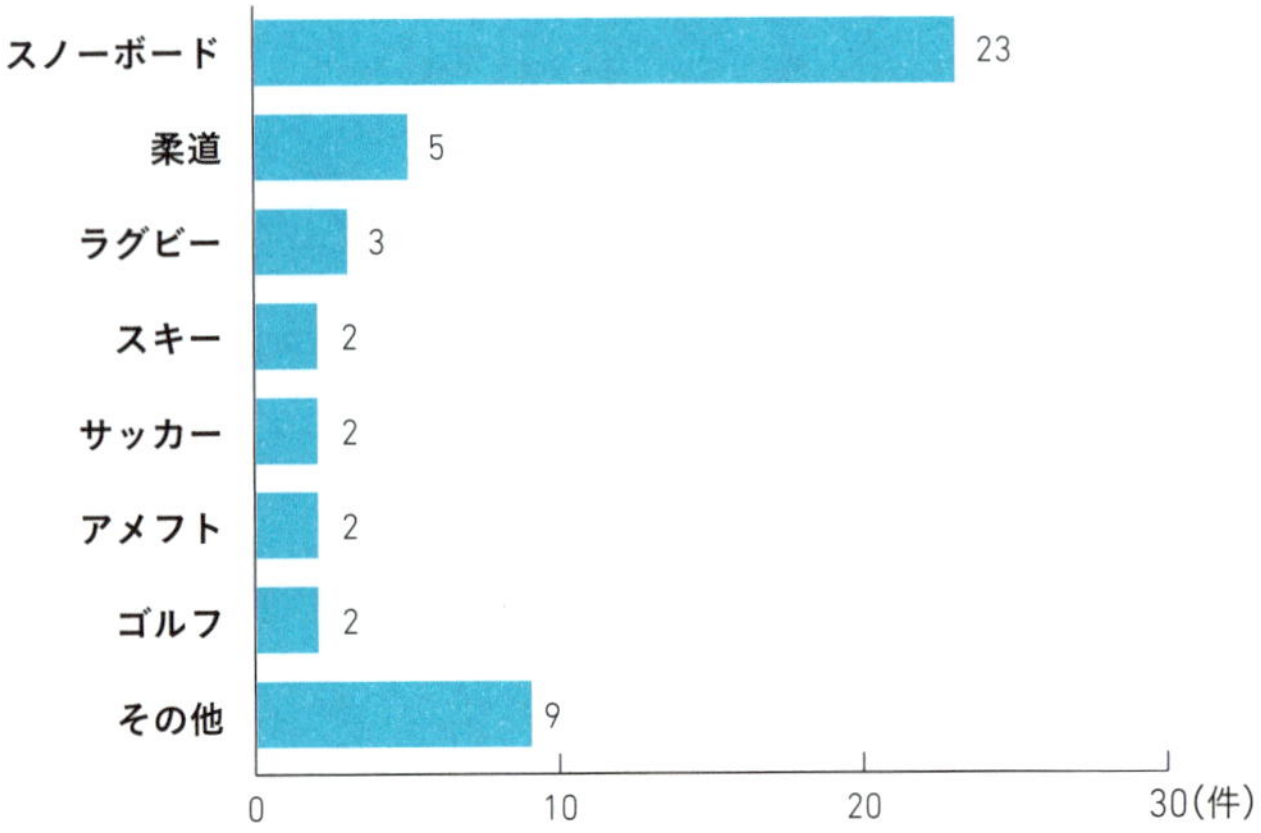

ードを出せるようになった若者が多いようです。

私の世代はもっぱらスキーで、スノーボードなどありませんでした。そこでどんなものかとスノーボードを借りて2日間ほどやってみましたが、スノーボードはエッジが引っかかって不意打ちのように倒れることがわかりました。自分が下手だからかもしれませんが、倒れるときはいつも不意打ちです。雪が固いと怖いですし、私は新雪でやりましたが、スピードが遅くても倒れるときの衝撃はけっこう感じました。ヘルメットを装着していても関係はありません。脳が揺すられるのは同じだからです。

「スキーやスノーボードで起きてしまうケガは、骨折や捻挫くらいだろう」と思って、危険なレジャーだということを知らない人がけっこういます。しかし、実は脳振盪を起こすケースが多いのです。

フィギュアスケートで、羽生結弦選手が練習中にほかの選手と衝突して頭を打ったときも、スローモーションで見ると、完全に頭が揺すられています。あのケースも予測できない不意打ちでした。私なら、あのあと競技への出場は見送るよう進言したでしょう。

基本的にどんな状況であれ、揺すられると脳振盪は起きてしまうということです。油断しているときに起きてしまう。「くるぞ」とわかっていれば身構えるため、脳振盪は起きない確率が高いのです。

アイスホッケーは最近こまかくルールを変えたため、脳振盪は減ったそうです。

ちなみに、私の息子も大学時代の6年間、アイスホッケーをしていました。スポーツ頭部外傷の専門家でもある親としては心配ではありましたが、幸いなことに脳振盪は経験しなかったようで、前歯が一つなくなっただけですみました。

「あの防具を着てハイスピードでぶつかり合うことに快感があった」と話していたことがありました。ヘルメットを装着することがプレー内容を乱暴にするという危険な事実を、息子は教えてくれたのです。

余談になりますが、アイスホッケーは、東京では大学のクラブ活動でしかできないものであり、なかなか貴重な経験をしたと思うのですが、練習の場が少ないため、一般の使用が終了したスケートリンクを借りて行います。息子たちのような弱小大学ではいい時間帯を借りることはできず、いつも夜中の3時くらいからの練習であったようです。

翌朝は大学の講義があるわけですから、日本でアイスホッケーを行うことは本当に大変だなと感じています。

まとめになりますが、スポーツではなく一般でも普通の世界だと、家庭や道路で何回もつまずく人は多くなく、脳振盪を繰り返すことはありませんが、スポーツの場では、かなりの人数がいるということです。

柔道やラグビーをやっていれば、脳振盪は経験して当然といえるでしょう（約半数は経験しているともいわれています）。ですから、選手はもちろん指導者や親（スポーツペアレンツ）なども、脳振盪に関する知識や、起きたときどうすればいいのかの処置法を知っておく必要があるのです。

第4章

脳振盪を起こしたときにすべきこと

様子を見るより、すぐ病院へ

スポーツペアレンツでもコーチでも、選手が倒れたらすぐその現場に行って様子を見ることが一番重要です。遠巻きに眺めるのではなく、必ずそばに行って倒れている状況を見て確認してください。

もちろん、最初は息をしているか心臓が動いているかなど、生死の確認が重要になりますが、そのあとは意識がちゃんとあるか、ふらふらしていないか、頭痛やめまい、吐き気があるか、見当識があるかなどの症状を見分け、そのうち一つでも疑わしければ、練習なり試合なりをやめさせたほうがよいのです。

２０１４年のＪリーグの試合で選手２人がぶつかって倒れ、救急車をグラウンドまで入れたのですが、救急車の到着までに30分近くもかかりました。頭の中で出血を起こしたら、１分１秒を争います。（一見安全そうに見えますが）そんな悠長に待っているより、さっさと救急車を呼んで、そのあいだに試合場の出入り口などに運び出して救急車にすぐ乗せるほうが、助かる確率は高くなるのです。

意識を失っていたり、物忘れ、頭痛がひどいような場合は、出血を起こしている可能性があるので、このような場合ももちろんすぐ病院に運んだほうがよいでしょう。

そもそも、「頭を打ったら絶対安静」とは誰が言ったのでしょうか? 頭蓋内出血をしている人を動かしていけないのであれば、私たち脳神経外科医は救急の患者さんを検査室や救急室、そして手術室などに連れまわしますが、それは「まずいことをしている」ということになってしまいます。

搬送前に確認すること

搬送する前に気をつける点は、大きく3つあります。

①意識がない場合は、息をしているか確認する。意識はたいてい1分以内に戻ります。選手の返答がある、あるいは、何かうなっているような場合には、気道は確保されていると考えてよいでしょう。

頸部保護の位置

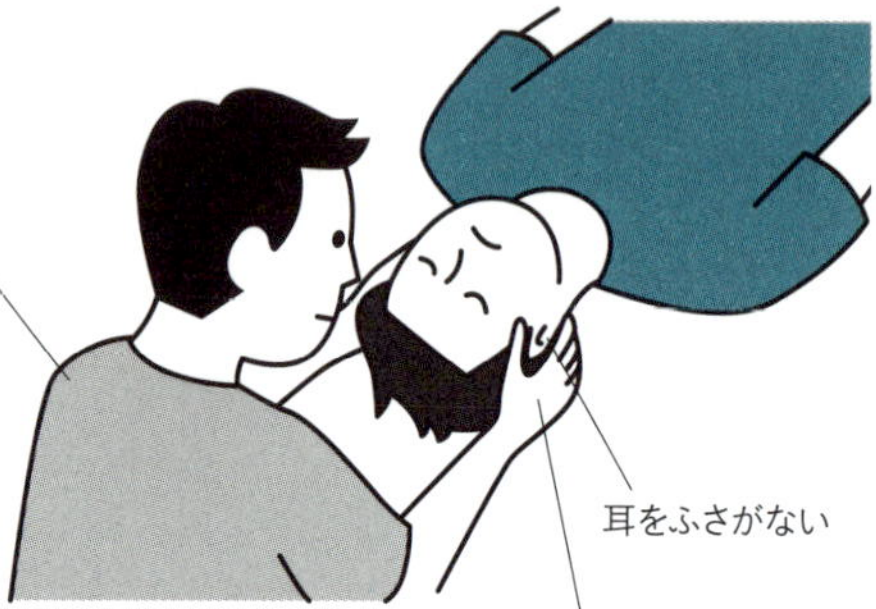
選手の頭側に
位置する
耳をふさがない
両手で選手の頭を固定する

②うつぶせに倒れている場合は、人手がそろうまで、そのままの位置で観察しましょう。仰向けの場合は頸部保護の位置取りをします。

③嘔吐がある場合、うつぶせなら頸部と体の位置関係を変えずにそのままの位置で観察します。仰向けの場合は、吐しゃ物が気道をふさがないように体を90度回転させて「リカバリー体位」にします。回転にともなって頸部は不安定になりますが、頸部保護より気道確保を優先してください。

リカバリー体位（1人で向きを変える場合）

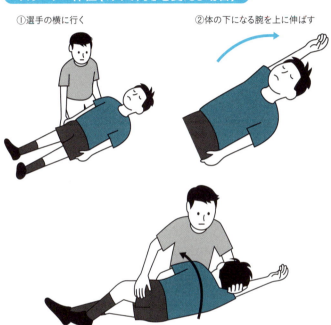

①選手の横に行く

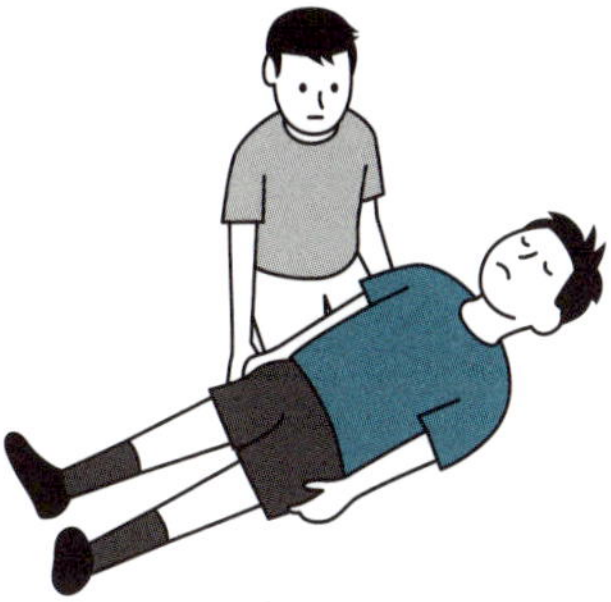

②体の下になる腕を上に伸ばす

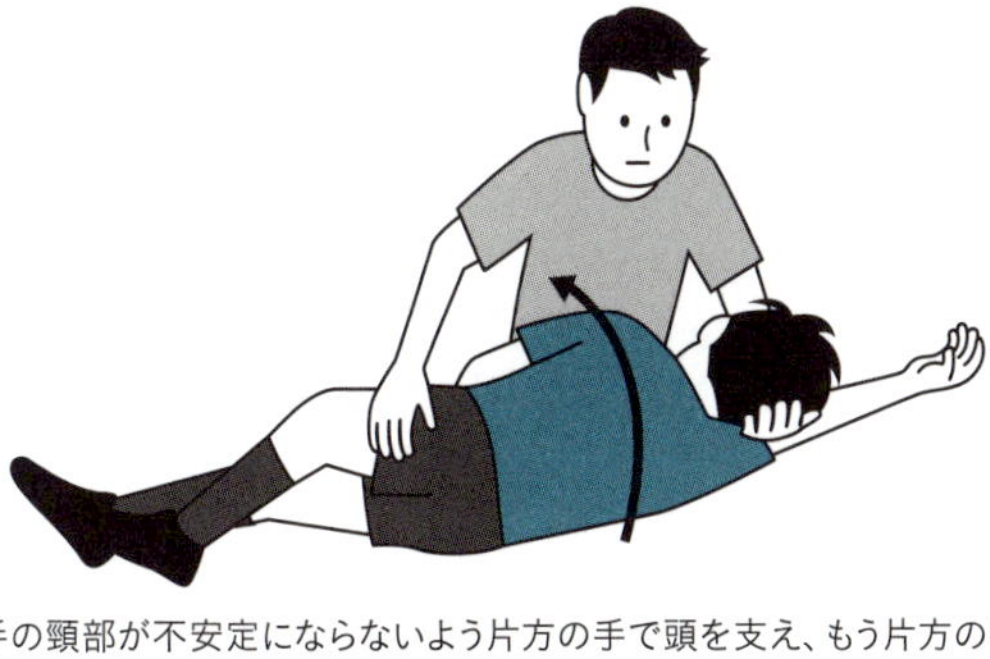

③選手の頸部が不安定にならないよう片方の手で頭を支え、もう片方の手で選手の腰を支えて90度回転させる。吐いたものが自分にかからないようにする場合は、自分とは反対側に回転させる

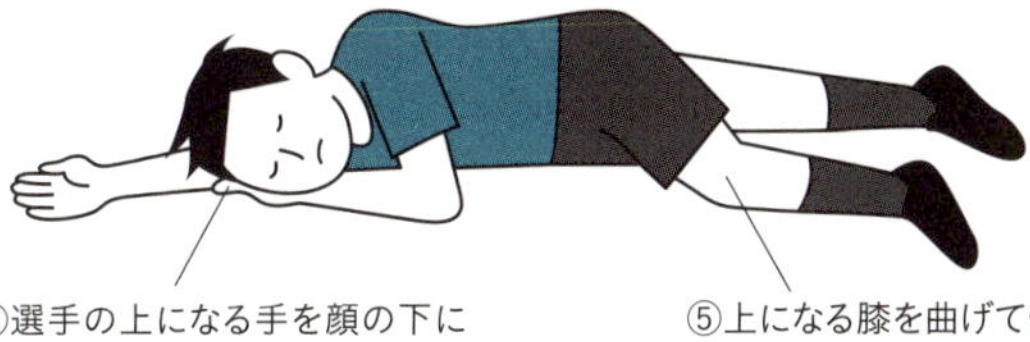

④選手の上になる手を顔の下に入れて気道を確保する

⑤上になる膝を曲げて仰向けにならないように安定させる

担架に乗せる方法

頭に衝撃を受けたときは、首も同時に頸椎損傷を起こしている可能性があるため、首と頭をサポートしながら4~5人くらいで運ぶことです。

布製の担架、あるいはバックボード、木の板だけでもよいでしょう。選手が横たわっている状態から、必要に応じて仰向けにして搬送しましょう。

担架で運ぶ際には、負傷した選手の体重が70キロであれば最低4人、80キロ以上なら5、6人は必要です。担架を運べる人数を確認して、5人ならログロール法、8人ならリフトアンドスライド法にします。

ログロール法1(選手が仰向けの場合)

頸部保護の位置にいる人がリーダーになります。ほかの4人のうち3人が胸・腰・

ログロール法1（選手が仰向けの場合）

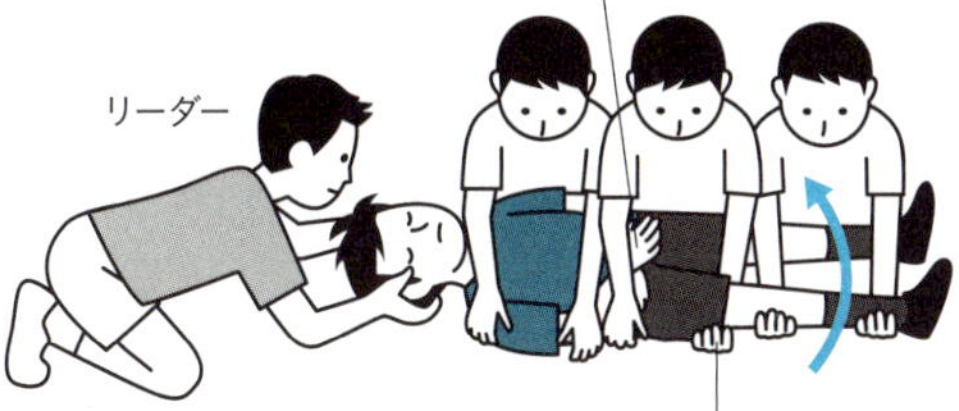
選手の手は腹の上で組ませると扱いやすい
足は下から支えたほうがよい

①リーダーは選手の頸部を固定する。3人は選手の横に並び、選手の体を手前に90度回転させる

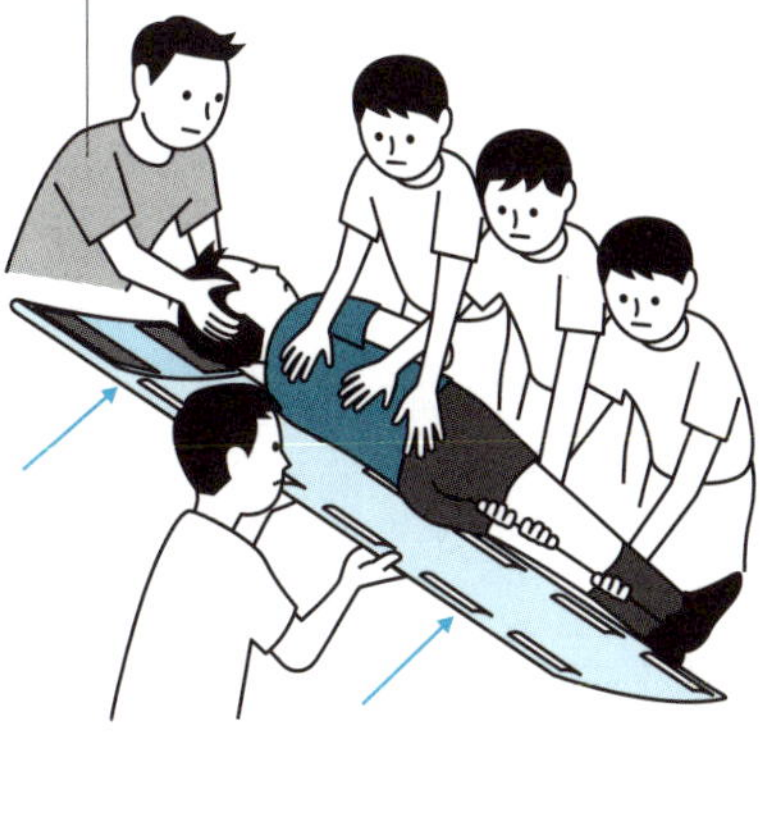
リーダーは選手の体が回転するに従い、頭を回転させる

②残りの1人が選手の背中に担架を当てたら、仰向けに戻す

足の位置に並びます。リーダーの掛け声で選手の体を丸太を転がすように（頸と体の軸がねじれないように）回転させ、あとの1人が選手の背中にボードを当てたら仰向けに戻します。

ボードへの固定は体が先で、そのあとに頸部を固定します（選手が暴れた場合を想定）。

ログロール法2（選手がうつぶせの場合）

顔が横になっていても頸部のねじれは保ったまま回転させて、担架の上に乗せます。担架に乗せてから顔が正面を向くように、頸部のねじれを直します。「痛い」と言っているのであれば、無理に首の位置を変える必要はありませんが、一般的に理想と考えられているのは、まっすぐ上向きで、喉を少し前に出すような（頸椎が前向きにカーブ：前弯）首の姿勢です。

続いてストラップをしっかり締めて固定します。担架への固定は体が先で、そのあと頸部を固定します。

ログロール法2(選手がうつぶせの場合)

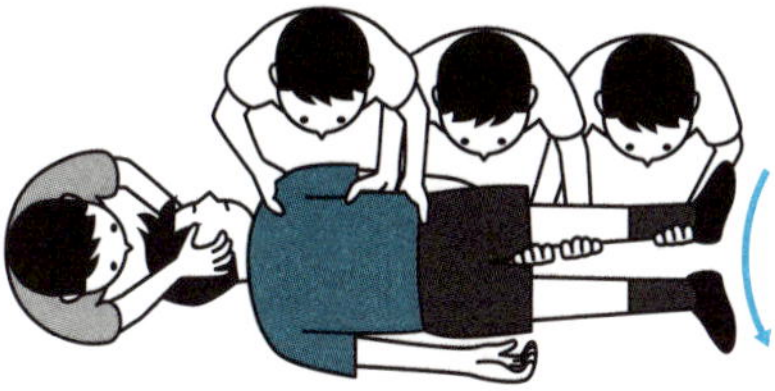

①リーダーは選手の頸部を固定し、ほかの3人は選手の顔側に並んで胸・腰・足をしっかりつかむ

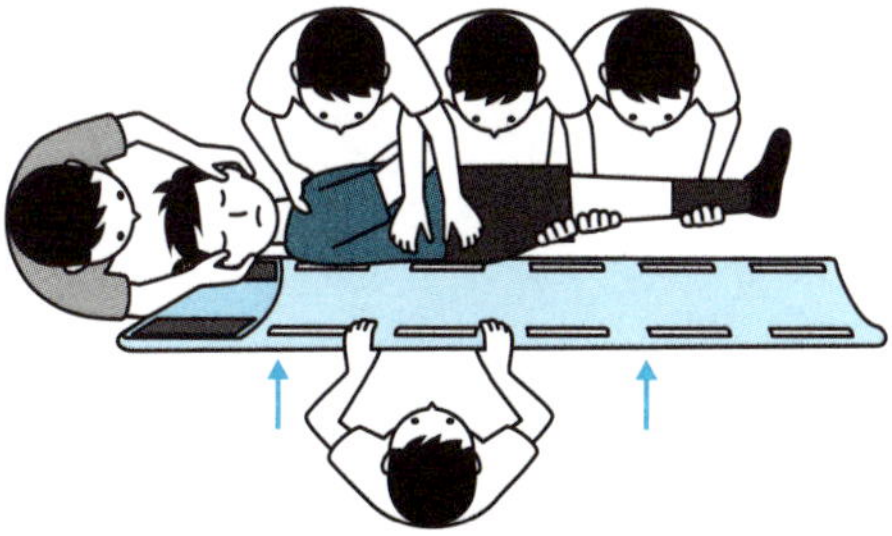

②リーダーの合図で選手の体を90度回転させ、残りの1人が選手の背中に担架を当てる

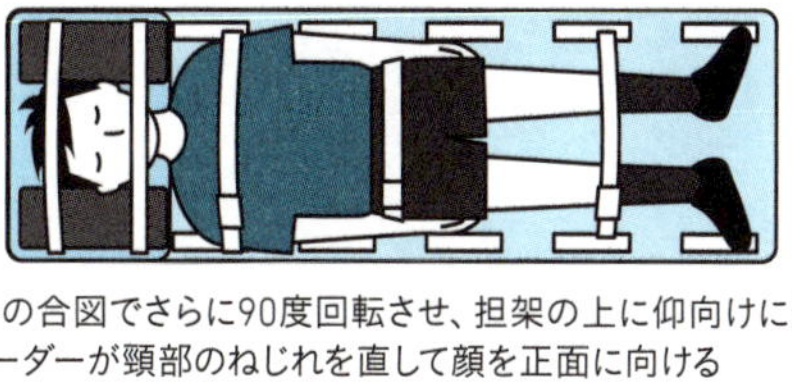

③リーダーの合図でさらに90度回転させ、担架の上に仰向けに乗せる。その後、リーダーが頸部のねじれを直して顔を正面に向ける

リフトアンドスライド法

ログロール法に比べ、頸部の安定度に優れているのがリフトアンドスライド法です。

リーダーの掛け声で体を持ち上げ、担架を滑らせて選手の下に入れて体を戻します。固定は体が先です。

倒れたところから歩かせないで担架で運んだあとは、5分おきくらいに様子を見て症状の変化を注意しましょう。

つまり、選手を1人にしないようにして観察し、必要に応じて救急車を手配します。救急隊員には知っている情報を伝えてください（日本昏睡スケール：Japan Coma Scale＝JCSを用いるとわかり

リフトアンドスライド法

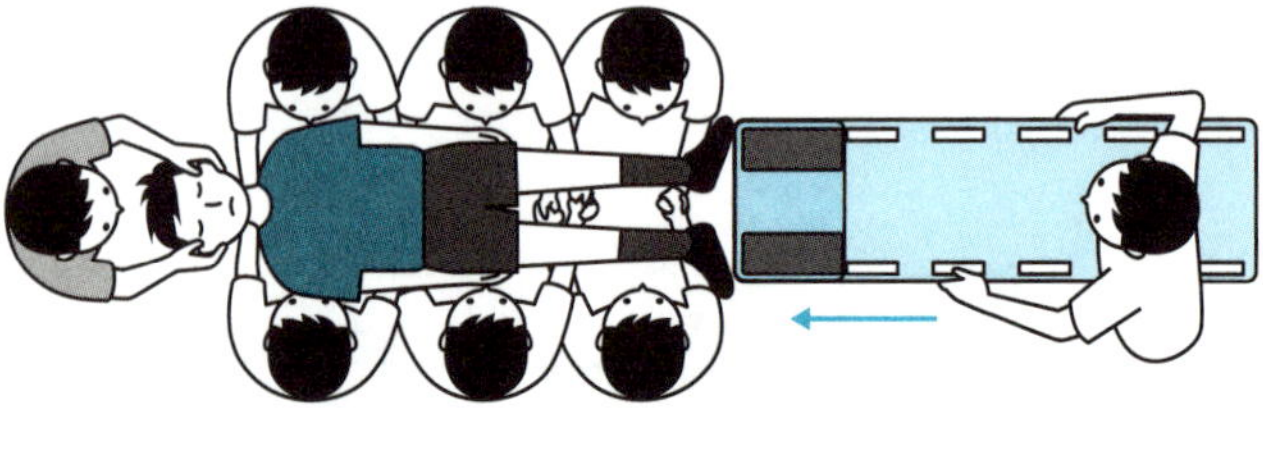

①リーダーは選手の頸部を固定する。選手の脇に3人ずつ並んで選手の体を持ち上げる

②残りの1人が選手の足のほうから担架を挿入する

頭頸部外傷事故発生時の対応フローチャート

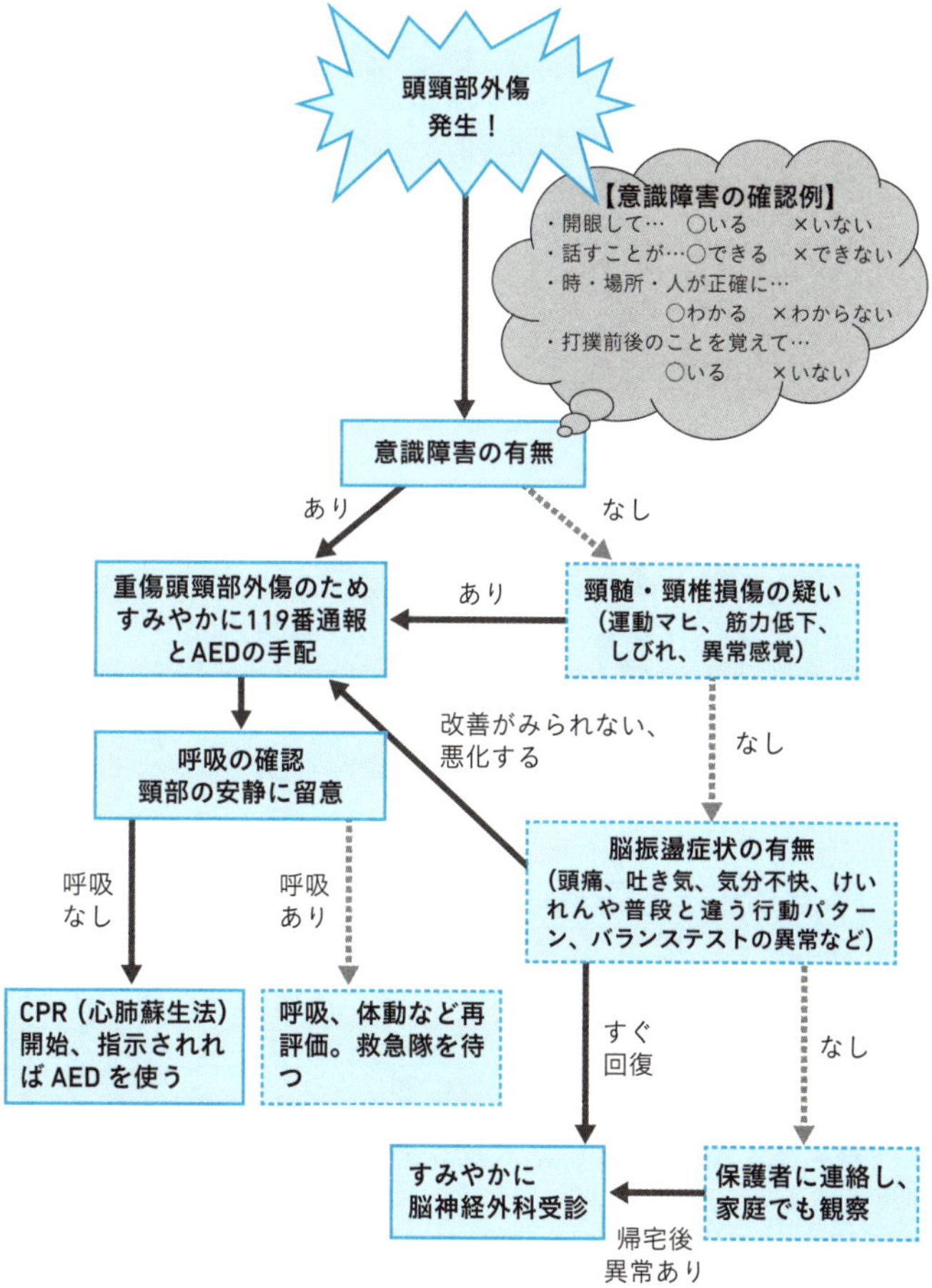

「学校の管理下における体育活動中の事故の傾向と事故防止に関する調査研究」調査研究報告書（独立行政法人日本スポーツ振興センター学校災害防止調査研究委員会）をもとに作成

やすいです)。いったん戻った意識の悪化、けいれん発作、頭痛の増強、手足の麻痺などがある場合は、頭蓋内出血などの恐れがあり、救急搬送を急ぎます。

また、鎖骨より頭部側に外傷がある、頸部に痛みがある、手足の動きが悪い、手がしびれている(特に手のひら)、息がしにくいといった状態の場合は、頸椎や頸髄が傷ついている可能性があります。これもすみやかに頸部保護の位置をとり、救急搬送してください。

はっきりした症状がなくても、大丈夫だと確信がもてない場合は脊髄損傷に準じて対応しましょう。

CTスキャンよりMRIを

頭をぶつけて脳が出血しているかどうか調べるためには、病院ではまずCTスキャン(X線検査の立体版)を行います。CTを撮ると、出血して硬膜下血腫になっているかどうかは、だいたいわかります。ところが、うっすらとした出血はCTで見えな

硬膜下血腫のCTとMRI画像の比較

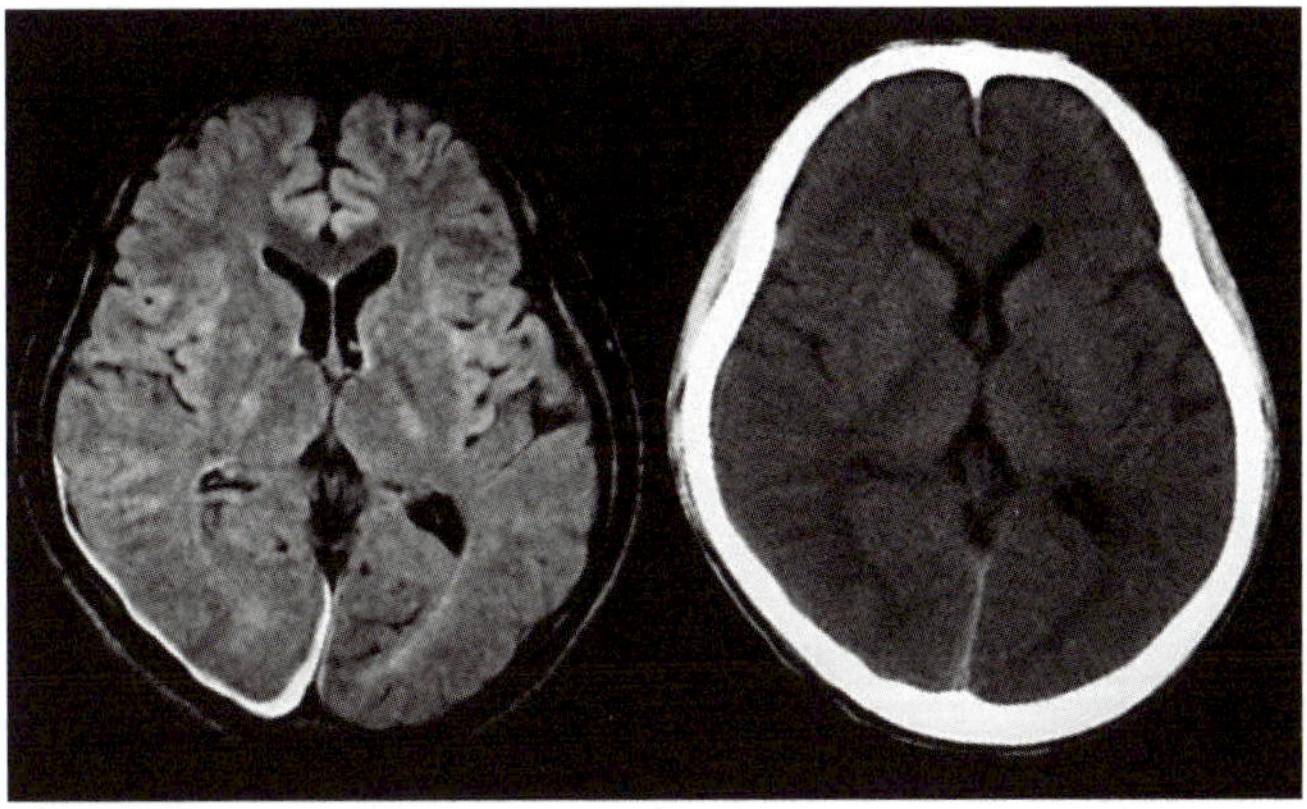

右がCT、左がMRI

いことがあります。その場合は、MRIで撮れば発見できます。

上の写真の右がCTで、左がMRIで撮影した頭の中です。

CTの場合、白い部分が骨、グレーに見えるのが脳で、脳と骨とのあいだに出血があるのですが、頭蓋骨の下で全部白いため、判別できません。

同じ場所をMRIで撮影してみるとわかりますが、広範囲にわたる白い部分が全部出血です。また脳の真ん中がずれており、いかに腫れているかがわかります。

これは急性硬膜下血腫ですが、MRIで見るとこんなに腫れていることがわかります。この写真の患者さんは、柔道で脳振盪を起こして病院に行ったところ、出血していることがわかりました。出血が止まったため、病院の脳神経外科医に「もう出血しなくなったので帰っていいですよ」と言われ、翌日また柔道の練習中に頭を打って再度出血を起こし、とんでもないことになりました。

一般的には撮影するのにCTが5分くらい、MRIは20〜30分かかりますから、CTはとりあえず命にかかわる出血があるかないかを見つけるには、簡便で非常に有効です。

脳の出血は生命に直結するわけですから、とても危険です。脳振盪を起こして病院でCTを撮ってもらい「大丈夫」と言われても、翌日に頭痛がする、5〜10日たってもまだ頭が痛いというときは、実はわずかですがうっすらと出血している可能性があります。ですからそのようなときはもう一度病院に行き、しっかりMRIを撮ってもらいましょう。

脳振盪後のプレーへの復帰過程と復帰プログラム

脳振盪を起こしたあと、そのまま試合や練習を続けると、頭部打撲（脳振盪）を何度も繰り返して急性硬膜下血腫などの、致命的な脳損傷を起こしたり、脳の機能障害などの後遺症が出たりします。ですから、脳振盪の疑いがあれば、基本的には試合や練習には復帰させないようにしてください。

第3章でも触れたように、もしも脳振盪が疑われる場合は、次のような段階を踏んでから慎重に復帰するようにしましょう。運動量ゼロからプレーまで、6段階を設け、症状がなければ次の段階に進んでください。

1．頭も体も使わずに完全に休む（心と体の完全休息）

2. 軽い有酸素運動（ウォーキングや自転車エルゴメーターなど）

3. そのスポーツに関連した運動（ランニングなど頭部への衝撃や回転がないもの）

4. 接触プレーのない運動や訓練（頭の衝撃だけではなく、頭の回転をともなう運動もＮＧ）

5. メディカルチェックを受けたあとに接触プレーを含む訓練

6. 競技復帰

この1～5の各段階のあいだに、24時間の間隔があることが望ましいでしょう（一つの段階を24時間かけるのがよいでしょう）。症状がなければ次の段階に進み、症状が出るようであればその前段階に戻って、24時間の休息後に再びレベルアップを進めてください。

それぞれの競技団体で、脳振盪後に症状がない場合でも、2〜4週間練習を禁止することが推奨されています。競技種目別に休止期間を考慮する場合には、この段階を参考にして競技種目ごとの特性に合わせて判断してください。

24時間は安静に

脳振盪を起こしたら、基本的には24時間は安静にしてください。帰宅後に出血することがあるからです。少しでも頭痛や吐き気等が出てきたら、すぐ救急車を呼んで病院に行くように指導しています。

そして、脳振盪を起こした日は1人では寝ない。1人で寝ていると、そのあいだに出血して死に至る恐れがあるからです。親でも兄弟でも恋人でもいいので、誰かしら様子を見てくれる人が必要です。

24時間休んで頭痛やめまい、記憶喪失がなければ、すぐにフルコンタクトをしていいかというと、そうではありません。

症状が消えるまでは、ともかく心と体を安静にすることです。そして完全に頭痛もめまいもなくなったあと、5～10日くらいの時間をかけて、段階的な復帰をしていくのです。

①1段階目は24時間休む。②それで大丈夫なようだったら、次は軽いジョギングなど有酸素運動をする。③それを1日やって頭痛も出てこないようであれば、次は、サッカーならパイロンのあいだを抜けていくなどの軽いドリブル、あるいはそのスポーツ特有の動きをしてみます。④それでも大丈夫だったら、そのスポーツ特有のノンコンタクト（非接触）な練習をする。⑤それでも支障がなければ、メディカルチェックを受けてフルコンタクトの練習をし、⑥問題がなければ試合に復帰する、という段階を踏みましょう。

このように、脳振盪から競技への復帰までは6段階くらいのステップを踏むわけです。つまり、脳振盪を起こしたら、復帰まで最低6日間は必要ということになります。それが世界的なルールなのです。

たとえば、トーナメント制の高校野球選手権で脳振盪を起こした選手はどうするのかというと、そこでリタイアです。もうその時点で、その選手は次に予定されている翌日などの試合に出してはいけません。

このような処遇はとても残念ですが、高校生の将来を見据え、目先にとらわれず、昔のイケイケではなく、文化的な対応をしていただければと願っています。

第5章

スポーツ指導者・スポーツをする子供の保護者が知っておくべきこと

指導者や親がやっておくべきこと

脳振盪などの原因となる頭部外傷は、ケガをしてからすぐ、あるいは症状が出てから処置するまでの時間が短いほど、救命率が高くなります。

ですから、監督やコーチなどの指導者や親御さんが、あらかじめ決めておいたほうがよいことを、ここで紹介していきます。

1　現場責任者を決めておく

チーム内や試合などの主催者は、現場での医療責任者を決めておきましょう。医療責任者はあらゆる場合を想定して準備し、事故やケガが起こっても慌てずすみやかに対応できるようにしておくことです。もちろん、医師や看護師である必要はありません。

医療機関まで付き添う人は、ケガの際の状況やその後の経過を説明できる人がいいでしょう。

アメリカの学校現場では、州によっては脳振盪などの頭部のケガに対する特命チームをつくっています。このメンバーは、日本でいう保健師さんなどを含めた数名で構成されており、その方々が日頃から頭のケガなどについて勉強して、対応に当たるようです。

2 医療機関をあらかじめ決めておく

現場では、頭部を含めあらゆる部位のケガに備えることが重要です。特に、専門的な診断と処置が必要とされる頭部のケガへの準備は、しっかりしておいてください。

重症時に搬送する医療機関として、CTやMRIなどの画像検査ができるところ、脳神経外科医が処置できるところを競技会場や練習場の近くに探しておきましょう。

医療機関に脳神経外科があることが重要ですが、診療科目に「脳神経外科」とあっても担当医が常駐していないこともありますので、あらかじめ問い合わせて確認しておくことが大切です。

夜間などの試合や練習では、病院も当直体制ですから、当日に何科の医師がいるかはわかりません。大学病院クラスでないと、脳神経外科の医師の当直があるとは限らないのです。しかし、救急隊は近くで脳神経外科医師が当直している病院は把握できていますので、夜間などは救急隊におまかせするのが一番です。

脳振盪が起きたとき、現在では東京であれば「東京ルール」と呼ばれるものがあります。４施設ほどで脳神経外科の医師がちゃんと待機しており、たらい回しを極力減らすようにしているのです。脳や心臓など、本当に死に至るような部位のケガの場合は、そのルールのおかげであまりたらい回しにはしないはずです。

救急隊がその現場で消防庁の本部に連絡すると、「どこどこの脳神経外科がオープンしているから、そこに搬送すれば大丈夫」といった連携がとられています。消防庁のセンターに脳神経外科医や心臓の専門医がおり、各病院との対応をしています。東京以外の地域ではどこまでやられているかはわかりませんが、そういった取り組みが広がり始めました。

練習をやっている競技団体や学校、クラブスポーツの試合会場でもそのようなシステムが取り入れられています。たとえば神奈川県の小田原でプロボクシングの興行があるというときには、その近くの病院の先生を紹介してもらうようになっています。そのような要請があると、試合当日にはその病院の脳神経外科医がスタンバイするようになっているのです。何かあった場合は医師に会場まで来てもらうこともあり、即座に対応できます。

ボクシングでは、リングドクターである私たち慈恵医大の医師も、後楽園ホールで事故が起きると、医師がそのまま一緒に救急車に乗って病院まで付き添っています。もちろん、前もって連絡していますから、救急部・メディカルスタッフの待機、ＣＴスキャンや手術室の手配などが行われおり、病院へ着くとすぐさま診断と、場合によっては手術が始まるようになっています。

ですから、万が一の事故に対する予防対策として、競技会場や練習場の近くにある、脳神経外科医がいるような病院とあらかじめコンタクトをとっておくことが大切です。

3　医療機関に連絡をとる

調べておいた医療機関にあらかじめ対応を依頼しておくと、万が一のときにスムーズに事が進みます。単にあいさつするだけでなく、健康保険や傷害保険の適用、医療費の支払いなど、事務的なことも打ち合わせておけば慌てないですみます。

ケガをした選手を連れて行く場合は、事前に連絡をとって状況を知らせれば、医療機関側も前もってＣＴスキャンなどを準備しておくことができます。

4　ケガ人の搬送手段を決めておく

救急車を呼ぶにしても、それ以外の方法をとるにしても、あらかじめ担当者や手順を決めておきましょう。頭部外傷に対応できない医療機関でも、多くは脳神経外科がある病院と連携しています。判断に迷った場合は、すぐに最寄りの医療機関に連絡してから連れて行ってください。

緊急時の行動計画
□当日の現場責任者
□救急病院と救急隊に連絡する人
□搬送先の医療機関名と電話番号
□救急隊員を会場内に案内する人　など

脳振盪になったらプレーさせない

脳振盪は、普通5〜10日で回復しますが、3か月たっても回復しないと危険です。ひと月に2回脳振盪になった大リーグの青木選手は、その後のシーズンは試合に出ませんでした。アメリカのスポーツ界はそれが普通なのです。脳振盪に対して非常に慎重な扱いをしています。

世界の潮流、世界のスタンダードとして、脳振盪の「繰り返し」は危険であり、それが怖いということです。放っておかずにきちんとカウントしましょう。

象徴的だったのが、前述したNFLの訴訟事件です。「プレー中に脳振盪を繰り返したため脳に障害が起きた」と、元選手とその家族たちが訴訟を起こし、和解を勝ち取りました。

「NFLは脳振盪のリスクを知りながら安全措置を怠ってきた」「試合中の脳振盪によって後年認知症状態になった」ということが認められたわけです。

そうなると当然、「では、ほかのスポーツは大丈夫なのか?」ということになるでしょう。訴訟社会のアメリカは、裁判に関して一番進んだ国ですから、NFLの一件でほとんどのスポーツ界が脳振盪の問題を重視するようになったのです。

そしてまず、大リーグが真剣に取り組み始めました。第3章で紹介した、本塁でのクロスプレーの禁止などです。

脳振盪の予防のために①
ヘルメットやマウスガード

ヘルメットは、もちろん固いところに頭をぶつけた際に、直接の打撃を防ぐことができます。つまり、頭の皮膚や頭蓋骨へのガードになるわけで、場合によってはその下の脳への挫傷を防げるわけです。

しかしヘルメットは、実はよいことばかりではありません。よく考えてみるとおわかりかと思うのですが、ヘルメットは脳が揺すられることに関しては何の予防にもなっていません。かえって頭部の重量が増えるため、よけいに揺すられやすくなるということが想像できます。女性などは、ヘッドギアをしたほうが逆にダメージが強くなるというデータもあるのです。

また、ヘッドギアをつけると安心するせいか、特に子供はラフなプレーをしがちになるので気をつけましょう。衝突するのが快感のようになってしまうことは、あり得る話ではないかと思います（私の息子の話のように）。アメフトなどでも、頭から突っ込む「ヘッドチャレンジ」というプレーは危険であると、盛んに警鐘が鳴らされています。

ボクシングも多くのノックアウト、つまり脳振盪に関しては、実はヘッドギアはなんの役にも立っていません。顔が痛くてダウンするのであれば、ヘッドギアも効果があるかもしれません。しかし逆に、ヘッドギアをしたほうが距離感、肌感覚がずれてしまい、さらにはかえって本来は当たらないパンチまでもらってしまうという話があります。また、頭の重量が増えるわけですから、頭が回転しやすくなってしまう、つまり揺すられやすくなるわけです。

アマチュアボクシングでは、2015年からヘッドギアをしなくなりました。ヘッドギアをつけていても、頭が揺すられることに関してはほとんど効果がないことがわかったからです。

ヘッドギアによって外のほうからのパンチが見えにくくなってしまうのも、事実だと思います。このような現場の流れから、ヘッドギアの意味をご理解いただければと思います。

ラグビーやボクシングでは、マウスガードをします。確かに歯や顎の関節のガードになるのは間違いありません。そして、「顎の感覚をつかさどる神経が衝撃を受けると、脳に逆に命令を送り脳振盪になる」などという、まことしやかな「マウスガードの脳振盪予防説」も出たりしていました。

しかしマウスガードは、頭が揺すられることに関しては、役に立っているとは言い難しいでしょう。これはアメリカの神経学会のレベルの報告でも言われており、今のところマウスガードが脳振盪を予防するというエビデンスレベル（科学的根拠にもとづいた）での高い報告はありません。もちろん、マウスガードをしていることが、何か頭に不利になるわけではありませんし、歯や顎などへの直接の衝撃は緩和してくれることは間違いありません。かけがえのない歯も大切です。

当たり前ですが、「揺すられても脳振盪を起こさないように脳を強くしよう、鍛えよう」と思っても、脳は筋肉ではないので鍛えられません。

私たちが昔から1年に一度は行ってきたプロボクサーやジムのトレーナーなどへの医学講習会などで、「脳振盪を起こさないようにするトレーニング教えてください」と言われるのですが、もちろんそんなトレーニング法はありません。「脳振盪への耐性をつけるために脳を揺するトレーニングなどしないでくださいね（冗談ですが）」とお答えするしかありません。

脳振盪を身体的観点から予防できるとすると、せいぜい首周辺の筋肉を鍛えるくらいでしょう。鍛えるに越したことはないのは、先のマイク・タイソンの例ではありませんが間違いありません。しかし、どんな強靭な筋肉を首の周りにもっていたとしても、本来首は動くもので、やわらかく曲がるものです。不意に受けた衝撃などでは、首は動いてしまい、結果的に脳が揺すられるので、脳振盪を防ぐことはできません。

脳振盪の予防のために②
体調不良のとき

試合や練習前に頭痛がするなど体調がよくない場合に、頭部への重大なケガを起こす選手が多くいます。ですから、体調不良のときは試合や練習を休む判断をすることが、脳振盪などの予防では重要になります。

日本アメリカンフットボール協会の調査によると、試合や練習中に頭部のケガによる重症を負った選手のなかに、その当日、頭痛を訴えていた例がいくつかあったそうです。これは、ほかのスポーツでも報告されています。

頭痛は風邪や筋肉疲労でも起こりますが、頭蓋内出血の症状でもあります。夏の合宿中に多くの急患を取り扱った脳神経外科施設によれば、打撃後に意識や記憶がなく、頭痛だけを訴えていた患者の5％に、CTで見る限りは手術を必要としない程度の硬膜下血腫が見られたそうです。

つまり、体調が悪いときには脳神経に異常が発生している（わずかな出血などが潜んでいる可能性がある）場合があるのです。

すでに血管が損傷していて、小さく出血していた状態で二度目の衝撃を受ければ、致命的な外傷となります。いつもと違った頭痛がある場合や、頭痛が何日も続く場合は、試合や練習には参加しない・させないことが重要です。

また、脱水は運動能力を低下させることがわかっています。熱中症などの暑熱、運動時における発汗と水分補給の不足、また下痢などで脱水がある場合は、水分と必要な塩分補給をするだけではなく、練習方法の変更や中止、試合参加を見送らせるなどが大切です。

実は脱水状態が起きると、脳のまわりの髄液という液体が減ってきている可能性があり、同じ衝撃でも脳が揺すられやすくなることが想定されています。豆腐の場合でも容器の水を取り除いて揺すれば、豆腐は壊れやすくなります。このような単純な理由からも、脱水は危険であるといえます。

発熱は、脱水の原因になるだけでなく、思考能力や判断力、集中力、平衡機能や俊敏性に大きく影響します。普段通りのパフォーマンスができなくなると、衝突などで頭にケガをする危険性が高まるのです。体調不良に関しては、

1　体調不良があるとき（たとえば夏合宿の後半など）は、大ケガをしやすい

2　練習中に体調不良が出てきたときは、疲れや風邪だけではなく、頭が揺すられて頭蓋内出血が潜んでいる可能性があるため、早く病院へ行く

この2点に留意しておいてください。

頭をケガしたときの10か条

私たちがもっと知りたいことは、サッカーならサッカー、ラグビーならラグビー、アメフトならアメフトで、どういうときに脳振盪を起こしているのかということです。こまかい状況をデータとしてもっと蓄積していくことで、「空中戦のヘディングの際にエルボーを入れられたら、実は脳振盪を起こしやすい」ということがわかります。そ

してそれを禁ずるようにルールを改正していくことで、脳振盪を起こす機会が減るはずです。

そうすると、ハインリッヒの法則（災害防止のバイブル）ではありませんが、死亡事故に至る急性硬膜下血腫を減らすことができるでしょう。ヘッドダウンの形でタックルしたら危ないなど、現場で起きる状況、プレースタイルも含めて考え直すことができます。

どんなプレーが脳振盪を起こすのかを詳しく調べて、そのようなプレーをルールで禁止したり、野球で頭にデッドボールを受けたら体を動かせるとしても退場させるなど、プレースタイルやトレーニング方法、事故の際の対処法を正しい方向にもっていくことが、脳振盪の予防法として必要になってくるわけです。

ですから、みんながもっと真剣に脳振盪を自覚し、素直に受容して「私はこういうときに脳振盪になりました」という情報をすべて蓄積する。それをデータベース化し、脳振盪を起こしやすい状況を共有していくことが重要です。

次に、教師やスポーツ指導者の方々のための頭頸部外傷の際の10か条を列記しておきますので、参考にしてください。

体育活動における基本的注意事項

1．児童生徒の発達段階や技能・体力の程度に応じて、指導計画や活動計画を定める

2．体調が悪いときには、無理をしない・させない

3．健康観察を十分に行う

4．施設・設備・用具などについて継続的・計画的に安全点検を行い、正しく使用する

頭頸部外傷を受けた（疑いのある）児童生徒に対する注意

5．意識障害は脳損傷の程度を示す重要な症状であり、意識状態を見きわめて対応することが重要（※1、2、3）

6．頭部を打っていないから、また意識が回復したから、といって安心しない（※4、5）

7. 頸髄・頸椎損傷が疑われた場合は、動かさないですみやかに救急車を要請する
8. 練習、試合への復帰は慎重に（※6）

日ごろからの心がけ

9. 救急に対する体制を整備し、充実する
10. 安全教育や組織活動を充実し、教職員や生徒が事故の発生要因や発生メカニズムなどを正確に把握し、適切に対応できるようにする

※1 まったく応答がないだけではなく、話し方や動作、表情が普段と違うときも意識障害とみなす

※2 意識障害が続く場合はもちろん、一時的な意識消失やケガ前後の記憶がはっきりしない場合や、頭痛や吐き気、嘔吐、めまい、手足のしびれや力が入らないなどの症状のときは、脳神経外科専門医の診察を受ける必要がある

※3 頭のケガは時間とともに症状が変化し、目を離しているうちに重症になる可能性がある。ケガのあとは少なくとも24時間は患者を1人きりにしないで観察する

※4　頭を揺すられるだけで脳が損傷する場合もある
※5　意識が回復したあと、出血などの重大な損傷が起きている場合もある
※6　頭に繰り返し衝撃を受けると、重大な脳損傷が起こる場合がある。スポーツへの復帰は慎重に行い、必要に応じて脳神経外科専門医の判断を仰ぐこと
「学校の管理下に置ける体育活動中の事故の傾向と事故防止に関する調査研究」調査研究報告書（独立行政法人日本スポーツ振興センター学校災害防止調査研究委員会）より

脳振盪の後遺症

基本的なことでいえば、脳振盪は単なる一時的な脳の機能障害ですから、元に戻れば症状もほとんど消えて、フルでパフォーマンスできるわけです。

それでも、「パンチドランカー」などと言われているように、明らかにノックダウンされたケースが多いボクサー、トータルの試合数が多い、引退の年齢が高いボクサー

など、パンチを受けている数が多ければ多いほど、脳は破壊されやすいというデータは出ています。

単純に「試合中、脳振盪は1回で終わりでした、よかったですね」ではなく、脳振盪を積み重ねていくと、最終的に慢性外傷性脳症になるわけですから、そこに至る過程、つまり慢性外傷性脳症になる前段階を知ることが重要なのです。この「前段階」に相当するのが、医学用語でいう脳振盪後症候群という状況です。

このままで大丈夫なのか、あるいは今後重篤な症状を引き起こしかねないのか、白か黒かのあいだのグレーな状態を、脳振盪後症候群としています。「大丈夫かもしれないけれど、将来、慢性外傷性脳症になる可能性もあるので、もう中止にしたほうがいいでしょう」というグレーの段階が、脳振盪後症候群というわけです。

医学的には、脳振盪関連症状が3か月以上続いて、なおかつ神経心理学的検査などの客観的検査で異常が認められる状態をいうわけです。「これらの症状が解消されるかもしれないけど、すぐに回復する単純な脳振盪から慢性外傷性脳症への移行期」とも考えられていて、注意しなければいけない状況だと認識しています。

脳振盪の症状は、通常は5～10日くらいで元に戻るものですが、3か月以上たってもどうも頭が痛いし、ぼんやりして頭が冴えない、あるいは性格が怒りっぽくなる、眠れなくなる、といった症状が出る場合があります。

脳振盪の評価としては、点数化して調べるツールがいくつかあります。それを見ていくと、50点だったのが65点、70点になってくるなど、数値でわかります。

代表的なのは「SCAT（Sport Concussion Assessment Tool：スキャット）」で、このSCATシリーズは公表されているツールです。

それからインターネットで調べることができる「Cogstate Sports」があります。また、「ImPACT」（P．101）のように、NFLが採用しているものもあります。両方とも、クラウドからアトランダムに問題が出てくるため、試合会場でネットにつながったノートパソコンを見せながら該当選手に解いてもらって脳振盪かどうかを診断し、脳振盪の症状を点数化するテストです。

インターネットでアトランダムに出てくる問題に沿ってチェックするため、評価する側の主観を入れずに脳振盪かどうかがわかります。選手のほうも、以前に聞いた問題というものではないので、学習という影響も防げます。

このようなテストを、たとえばプレシーズン（シーズン前）にやってあらかじめ点数を出しておけば、シーズン中に脳振盪を起こしたときどのくらいダメージを受けたか比べられますし、どの程度回復したかの目安にもなるわけです（頭を打っていないときの記録が残っているわけですから）。

グレー状態ならプレーさせない

脳振盪になったあと、脳振盪後症候群から慢性外傷性脳症すなわちグレーの状態からブラックの状態にならないようにする治療や対策は、はっきり言ってありません。グレーな状態であれば二度と頭を打たないよう、そして症状が完全に消えるまでは長い休息期間をとるということで、場合によっては、そのスポーツをやめる、というくらいです。命を第一に考え、スポーツ以外で将来の道を考える。そうする以外に、認知症のようになってしまう慢性外傷性脳症の予防方法はないでしょう。薬があるわけでもなければ、有効なリハビリがあるわけでもないからです。

そのスポーツをやることが生きがいで、プロであればプレーすることで社会貢献をしているといっても、スポーツでの社会貢献をずっと一生できるかというと、そうではないでしょう。それが逆に脳振盪を繰り返して怒りっぽくなるなど、周囲に迷惑をかける事態にもなりうるのです（社会の損失）。

本書のまとめ――10の提言

本書を読んでいただき、脳振盪の危険性や脳振盪になったときどうすればいいのか、だいたいおわかりいただけたことと思います。

最後に、本書のまとめとして、頭部に衝撃を受けたときの10の提言を簡単にあげておきます。クラブ活動などの際に、ぜひ参考にしていただければ幸いです。

1　頭をぶつけなくても、脳のケガはある

固い地面に転落したり、固いものにぶつかったあとは、頭を切っての出血のみならず、ぶつけた衝撃による脳そのもののケガの可能性があります。しかし、背中から転倒するなど、頭を直接固いものにぶつけていなくても（スノーボードで新雪のなかに

ドサッと転んだりしたときなど）、つまり、頭の皮膚にケガなどがなくても、頭が急に揺すられることで、脳のケガは起き得るのです。

頭部が揺すられると、容器に入った豆腐のような脳はひずみ（豆腐を揺すると同じことが起きます）、脳の機能障害（脳振盪）を起こすことがあります。また、脳とケース（頭蓋骨）のあいだにずれが起き、脳の表面の血管が切れてしまい、急性硬膜下血腫という命にかかわる出血（頭蓋内出血）を起こすことがあります。

2　倒れた選手はすぐサイドラインへ

練習や試合などで選手が倒れてしまった場合、とにかくそばに駆けつけましょう。そして、本人の意識などを確認したら、その後の処置や判断などはサイドラインで行ってください。選手が倒れたときは選手を歩かせず（転ぶとまたケガをします）、すみやかに担架やストレッチャーなどでサイドラインへ運びましょう。その際、頸部を保持したほうが安全です（首の骨をケガしていることがあります）。

ストレッチャーなどを待つのに長時間を要するようなら、待ち時間を無駄にしないためにも、6人くらいで直接かかえるか、簡単なバックボードに乗せて、早めに運び出しましょう。脳のケガがある場合、時間が勝負です。早くサイドラインへ出すことが肝要なのです。頭のケガで「絶対安静」はありません。

3　血が出た場合の処置

頭の皮膚には血管がたくさんあります。ですから、頭をぶつけて皮膚が切れたときには出血はひどくなりがちです。

しかし、出血の多さと頭蓋骨の骨折や頭の中の出血（重大事故）とは関係ありません。慌てずに水道水などで患部をよく洗い、切れている場所を確認しましょう。日本の水道水はとても衛生的です。下手な消毒薬よりも、洗い流すのが一番です。

傷が大きければ、病院で縫合などの処置はしてもらうものの、その場でタオル、ハンカチなどで傷口を圧迫すれば、5分くらいで出血はほぼ止まります。落ち着いて、同じような力の強さで、傷よりやや広い範囲で圧迫を続けましょう。

ビュービュー強い勢いで血が出ている場合は小さな動脈からの出血ですから、その断端がある皮膚の上をしっかりと5〜10分間押さえてください。じっと動かさないで、10分くらいたって、そっと離すと、出血はおおよそ止まっていることが多いでしょう。

4　変な症状があったら脳振盪を疑う

頭を打ったり、揺すられて意識を失うことを脳振盪と認識しているかもしれませんが、脳振盪の症状はそれだけではありません。

打った前後のことを覚えていない（健忘）、なんとなくボケている、ふらふらして片足立ちや継ぎ足立ちなどが危なっかしい、あるいは頭痛やめまい、星が飛んで見えるなど不思議な症状があったら、脳振盪を起こしていると思われます。

5　意識消失・健忘があったら病院へ

脳振盪は時間とともに回復することがほとんどですが、一番怖いのは、その衝撃で同時に頭の中に出血を起こしていることです（急性硬膜下血腫）。この出血があるかないかは、病院で頭部の検査をしないとわかりません。

どのようなときに病院を受診すればいいかというと、一般的には、選手が意識を失っていたり、あるいは、頭を打った前後のことを忘れているような（正常に行動をしていたとしても）「健忘」がある場合です。このような症状がある場合には、早急に病院を受診するようすすめましょう。

6　打撲後は何度も頭痛や吐き気の確認をチェック

頭を打ったものの、意識を失ったり、健忘がない場合などは、すぐ病院に行く必要はないでしょう。しばらくのあいだ、周囲のスタッフがよく観察してください。

ゆっくり休ませ、5分おきくらいに「頭痛が強くなっていないか？　吐き気が出てきていないか？」などを聞くようにしましょう。もしも、これらが出てきたり、それがひどくなってくるようなら（打ったときにはぶつけたところは痛いに決まっていますが）、やはり、頭の中に出血をしている可能性があるので、病院への受診を準備しましょう。

7 帰宅後24時間は、1人にしない

頭を打った選手を1時間くらい観察しても大丈夫そうなときには、帰宅して休むよう指示します。しかし、受傷後24時間以内は頭の中の出血が起きる可能性がありますので、その時間内は1人にせず、誰かと一緒にすごすようにしてください。そして、頭痛や吐き気が出てくるようなら、夜中でも病院を受診するように指導しましょう。

8 24時間は休み、症状がなくなってから段階的に復帰する

脳振盪をこうむった可能性がある場合、ともかくその日のうちのプレーや練習の再開は禁止です。頭と体を24時間は休ませてください。これは、脳振盪の対応の中で一番基本的なことです。休息をとっていれば、頭痛やめまいなどの症状もだいたい10日くらいでよくなることが多いものです。

では、よくなれば練習や試合へすぐ復帰していいかというと、それはNGです。原

則として段階的に徐々に復帰することです。以下の①〜⑥のステップとなります。

①運動中止と休息、症状がなければ次のステップへ
②歩行やサイクリングなど、軽度の有酸素的運動（抵抗性トレーニングは避ける）
③そのスポーツに特化した運動。徐々に、抵抗性トレーニングの開始
④非コンタクトトレーニング
⑤メディカルチェック後のフルコンタクトトレーニング
⑥試合参加

各ステップには1日かけるようなつもりで、最後の⑥で競技への本格参加というスケジュールを組みましょう。つまり、日曜日にケガをしたのなら、最短でも金曜日に復帰ということになります。

これらのステップを上げた際に、再び頭痛やめまいなどが起きてくるなら、24時間以上休んで落ち着かせたのち、前のステップから再スタートするようにします。

9 いつまでも頭痛が続くなら、もう一度頭の検査を

頭痛やめまいなどの脳振盪をこうむったあとの症状は、普通10日前後でよくなる場合が多いものの、いつまでも症状が続くようなら、専門の病院へ受診してください。わずかな頭の中の出血や、脳振盪後症候群といわれる慢性的な症状を引きずってしまう場合があるからです。

頭を打った当初にCT検査をしていたとしても、より詳細にチェックができるMRI検査をしたほうがいいでしょう。もちろん、この間は競技への復帰は控えてください。この時期に再び打撃をこうむると、大変なことになりかねません。

10 頭蓋内にケガを負ったら、競技復帰は原則禁止

頭が揺すられることで、致死的でもある急性硬膜下血腫などの頭蓋内出血を起こした選手は、それ以前にも頭を打っている場合があります。つまり、以前に頭の中にわ

ずかに出血などがあった場合、それが癒えたとしても、もう一度打撃をこうむることは非常に危ないのです。カサブタをはがすともう1回出血するのと、同じイメージです。

ですから、頭の事故によって「頭の中に出血が起きた」あるいは「脳に傷がついた（脳挫傷）」などと診断された場合、再び頭部へ打撃をこうむると命にかかわりかねないので、そのような状況は避けるのが原則です。

これは必ず起きるということではないのですが、起きてしまった場合には致命的となるので、不幸な事故を起こさないための一番の注意事項（予防対策）なのです。

おわりに

——東京オリンピック・パラリンピックに向けて

私が所属する日本臨床スポーツ医学会は、スポーツ現場のコーチ、トレーナーをはじめ、スポーツ科学を専門とする大学や大学院の医師などで構成され、日々スポーツ医学のレベルアップをめざして研究が行われています。

2020年に開催される東京オリンピック・パラリンピックでも、学会は一丸となってサポートするつもりですので、みなさんと優雅にスポーツを楽しむ時間をすごせれば、と願っています。

前回の東京オリンピックが開かれたのは、1964年です。戦後の日本の復興とアジアで初めてのオリンピックとして、日本の驚異的な経済発展の原動力を世界に誇示する絶好の機会でした。

当時のスポーツ現場では、現在のようなアンチ・ドーピングをはじめとするこまかい規制などはもちろんなく、どちらかといえば〝イケイケムード〟が漂っていたように思います。

それはまるで、ラグビーで脳振盪を起こした選手に水をかけて意識が戻ればまたすぐゲームに復帰させる、なんでも「根性！　根性！」と叱咤激励するような原始的な（？）、悪い意味で古典的なものでした。

あれから50年以上がたち、日本はもはや発展途上国ではありません。２０２０年に予定されている東京オリンピック・パラリンピックでは、アンチ・ドーピングはもちろん、ありとあらゆるスポーツにおけるアスリートたちの健康管理・栄養管理など、メディカルスタッフによる完璧な科学的バックアップが準備されています。

さらに、ハンディキャップをもったパラリンピック出場のアスリートへの医学的対応もしっかりできればと考えています。

本文でも触れましたが、近年、全米フットボール協会（ＮＦＬ）や大リーグでも、脳振盪に対する認識が新たに見直され、さまざまな対策が行われています。

これからも、選手のみならず、コーチ、トレーナー、スポーツペアレンツなど、みんながイケイケではなく、レベルの高いスポーツを健全に展開し、その裏で医学的サポートがしっかりした祭典を執り行うことが理想でしょう。

次のオリンピックで、この56年で培ってきた日本の成熟した文化度を、世界に示せればと、心から願っています。

谷　諭

参考文献・資料

「学校の管理下における体育活動中の事故の傾向と事故防止に関する調査研究――体育活動における頭頸部外傷の傾向と事故防止の留意点――調査研究報告書」平成25年3月独立行政法人日本スポーツ振興センター学校災害防止調査研究委員会

「平成26年度　日本体育協会スポーツ医・科学研究報告I　ジュニア期におけるスポーツ外傷・障害の予防への取り組み　第2報」公益財団法人日本体育協会スポーツ医・科学専門委員会

「頭部外傷10か条の提言（第2版）スポーツに参加される選手・コーチ・ご家族の皆様へ」日本臨床スポーツ医学会学術委員会脳神経外科部会

「神経外傷」（日本脳神経外傷学会機関誌）2013 Vol.36 No.2　一般社団法人日本脳神経外傷学会機関誌

「NEUROLOGICAL SURGERY　脳神経外科」Vol.42 No.1 JANUARY 2014　医学書院

「臨床スポーツ医学」Vol.9 No.3 2001／Vol.19 No.6 2002／Vol.25 N.o4 2008／Vol.31 No.3 2014　文光堂

『柔道事故』内田良著　河出書房新社、2013年

[著者紹介]

谷 諭（たに　さとし）

1954年、東京生まれ。東京慈恵会医科大学医学部卒業。東京慈恵会医科大学附属病院副院長、脳神経外科教授。そのほか、日本ボクシングコミッション健康管理委員会委員長・理事をはじめ、日本テニス協会、日本サッカー協会などの医学委員としても活躍。

スポーツ活動中における頭部外傷、特に「脳振盪」についての権威である。

主な著書に『知ってるつもりの脳神経外科の常識非常識』（三輪書店）、『85％の肩こり・腰痛は自分で治せます』（マガジンハウス）、『自分で治せる　背骨スッキリ健康法』『仕事が楽しくできる人の脳の習慣』（中経出版）、監修に『頭のいい人がしている脳のトレーニング』（ぱる出版）などがある。

ほんとうに危《あぶ》ないスポーツ脳振盪《のうしんとう》

NDC780／175p／19cm

初版第１刷――2016年８月20日

著　者――――――――――谷《たに》　諭《さとし》
発行者――――――――――鈴木一行
発行所――――――――――株式会社　大修館書店
〒113-8541　東京都文京区湯島2-1-1
電話03-3868-2651（販売部）
03-3868-2299（編集部）
振替00190-7-40504
［出版情報］http://www.taishukan.co.jp

企画協力――――――――安部毅一
装丁・本文デザイン――黒岩二三
編集協力――――――――さくらエディション
印刷・製本―――――――三秀舎

ISBN978-4-469-26799-0　Printed in Japan